Docteur Jean-Charles GIMBERT

THYROIDE
Arrêtons le massacre !

Confidences d'un médecin de terrain

Tome 1

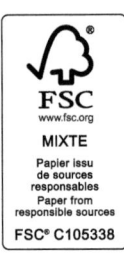

© 2021 Jean-Charles Gimbert
Édition : BoD-Books on Demand
12-14 rond-point des Champs-Élysées, 75008 Paris
Impression: BoD – Books on Demand, Norderstedt, Allemagne

Illustration : ILD internet

ISBN : 9782322408696
Dépôt légal : Décembre 2021

À ma belle-fille Annabelle,
*kinésithérapeute émérite
et micronutritionniste méritante*

À tous mes proches,
famille et amis

À celles et ceux qui soutiennent mon action
*par leurs commentaires sur mon blog
ou lors des formations que je donne*

Du même auteur :

À paraitre prochainement dans la même collection :

Tome 2 : sur le thème des *Vaccins*

Tome 3 : sur le thème de la *Covid*

Tome 4 : sur le thème de la *Fin de Vie*

Déjà paru (hors collection) :

Médecin, maltraitants, et... protégés !

Dans ma carrière, j'ai tout bien fait…

Je suis médecin généraliste… et fier de l'être. Bien sûr, je n'ignore pas que dans la sphère politique, les milieux branchés et certains magazines *people*, on me considère juste comme un incapable, ayant échoué à devenir spécialiste.

J'ai moi aussi entendu dire qu'un généraliste sait très peu de choses sur presque tout alors qu'un spécialiste sait presque tout sur très peu de choses. Ce qui n'est pas forcément préférable…

Certes, il parait difficile de concevoir que la médecine générale soit le plus souvent un choix délibéré, l'aboutissement d'une vocation, la réalisation d'un rêve. Que l'on préfère aborder un malade dans sa globalité d'être humain avec toutes ses composantes physiques et psychiques, plutôt qu'en découpant son corps selon les pointillés, façon viande de boucherie. Que l'on veuille prendre en charge un ressenti plutôt qu'une radiographie ou une analyse de sang. Que l'on sacrifie sa santé et sa vie familiale sur l'autel de l'empathie et de la disponibilité. Que l'on puisse encore à notre époque accepter de faire des visites à domicile, au fin fond de la cambrousse et y passer des plombes pour dix balles de déplacement !

Je représente donc l'un des derniers spécimens encore vivants d'une espèce en voie d'extinction. Ce métier presque sacerdotal, longtemps regardé comme le plus beau du monde, n'intéresse plus beaucoup les étudiants. Trop pénible, trop exigeant, trop risqué, trop mal rémunéré… et surtout trop déconsidéré, voire humilié depuis trois décennies par les Pouvoirs Publics. Alors on m'a inventé des noms de remplacement comme omnipraticien, médecin traitant, référent ou pluridisciplinaire. À présent on me qualifie de « Spécialiste en Médecine Générale » pour avoir l'air moins nul. Ridicule compensation octroyée à nos syndicats comme on jette à des chiens un os à ronger afin qu'ils cessent d'aboyer. Surtout quand on nous balance un titre honorifique sans la reconnaissance ni les émoluments censés l'accompagner.

Dans le même temps, j'ai vu mon champ d'action fondre comme neige au soleil et mes compétences transférées à d'autres professionnels de santé. D'abord aux spécialistes. Auparavant je m'occupais de tout, de la naissance au décès, du premier cri au dernier souffle. Dans la même journée, j'étais successivement gynécologue, pédiatre, cardiologue, ORL, gastro-entérologue, dermato, pneumologue, … et surtout psychologue. Je ne rechignais pas de temps en temps à mettre une tenue stérile pour extirper chirurgicalement une petite tumeur bénigne ou recoudre une plaie chez un bricoleur maladroit. Une nuit sur deux ou trois, je me transformais en urgentiste-réanimateur, et parfois même en accoucheur. Mon cabinet regorgeait d'appareils en tous genre, de l'électrocardiogramme à l'explorateur fonctionnel respiratoire en passant par le doppler, le thermographe ou le bon vieux microscope. Il faut dire qu'avec ma douzaine de diplômes universitaires, j'avais, moi humble généraliste, plus de titres que la plupart de mes confrères.

Plus tard, on a encore restreint mon périmètre à la bobologie et aux « certifalacons ». Certificats de naissance, de vaccination, de scolarisation, d'éviction scolaire, d'arrêt et de reprise de travail, d'autorisation et de dispense de pratique sportive, de mariage puis de grossesse ou plutôt vice-versa, et enfin de décès. Aujourd'hui, mes prescriptions sont renouvelées par les infirmiers et mes ordonnances modifiées par les pharmaciens. Ceux-ci s'occupent dorénavant du suivi de mes hypertendus, asthmatiques et autres diabétiques. Ils pratiquent eux-mêmes certains tests dans leurs officines et viennent d'être promus vaccinateurs en chefs. Les mêmes politicards qui, jadis, interdisaient aux médecins de vendre des médicaments dans les campagnes reculées dépourvues d'officines, autorisent de nos jours les apothicaires à faire de la médecine sous notre nez en centre-ville. Alors pourquoi s'acharner à franchir le *numerus clausus* et à supporter en faculté dix longues années d'études totalement inadaptées quand on peut faire la même chose avec beaucoup moins d'efforts. Et sans être dérangé la nuit ou le week-end…

Mais le plus douloureux restera d'avoir été dédaigneusement écarté de toutes les campagnes de santé publique. Ce qui confirme, malgré tous les beaux discours à propos du soi-disant *pilier de santé*, ma parfaite insignifiance dans notre système de soins irrémédiablement centré sur l'hôpital. Heureusement il y a parfois des élections pour que l'on se souvienne tout-à-coup de mon existence et de ma potentielle utilité. Rien de tel que le sauvetage inespéré d'un secteur géographique en voie de désertification médicale pour remporter un scrutin ou renouveler un mandat. Un médecin de premier recours ne devient indispensable que quand il s'en va.

Dans ma carrière, j'ai tout bien fait comme on m'a appris…

Je suis entré en Médecine comme on entre en religion, au début du mois d'Octobre 1971. Il y a tout juste un demi-siècle. Dès le premier jour, j'ai fait la connaissance de celle qui allait guider mes pas toute ma vie, la grande prêtresse Big Pharma.

Déjà en Faculté, cette bienfaitrice de l'Humanité m'offrait des livres contenant des publicités subliminales et des gadgets estampillés à son effigie. Au cours de mes stages hospitaliers, les représentants des firmes pharmaceutiques apportaient l'apéro et des petits fours emballés dans des prospectus et des notices de médicaments. Par la suite les visiteurs médicaux se battaient dans la salle d'attente de mon cabinet pour me délivrer la bonne parole accompagnée de gentils cadeaux. Des présents de qualité au début, avant que certains parlementaires, sans doute jaloux de n'être pas les seuls corruptibles de notre société, ne décident de les limiter aux stylos à bille et autres *post-it*.

Puis, au cours de ma longue carrière, les mêmes se sont chargés de ma formation professionnelle continue. Il faut dire que, contre toute logique, celle-ci n'a jamais eu aucun caractère obligatoire pour nous, les prescripteurs. À la différence de tous les autres intervenants dans le domaine de la Santé, en particulier dans les établissements sanitaires et médicosociaux. Il est vrai qu'il aurait été idiot d'aller me flétrir la vision dans une salle inconfortable à fixer un diaporama vidéoprojeté dans le cadre d'une formation indépendante proposée par un organisme agréé. Alors que, dans le même temps, on me proposait des réunions dites « de travail », autour des meilleures tables de ma région, voire parfois un sympathique et convivial petit séminaire dans un lieu paradisiaque. Tous frais payés et avec, comme seule contrepartie, celle de booster pendant quelques mois les ventes du médicament dont on m'avait vanté les mérites.

Évidemment, comme mes congénères, si je refusais la carotte, il restait le bâton. J'avais intérêt à respecter les consignes. Celles qu'on appelle des règles de bonne pratique. Elles ont été édictées par des experts prétendument plus cortiqués que moi. Mais surtout beaucoup mieux payés. Des bipèdes avec un pied comme « directeurs scientifiques » dans l'industrie médicamenteuse et l'autre dans les hautes sphères gouvernementales. Plus besoin de réfléchir, d'autres l'avaient fait à ma place. Et qui étais-je pour m'y opposer ? Si je levais la main pour poser une question, je me prenais un bon coup de règle médicale sur les doigts. Si je me risquais à relever la tête, je me coupais à la lame fatale de l'Autorité Supérieure, cette guillotine dénommée « interdiction d'exercer la médecine ». Alors quand on a rêvé toute sa jeunesse de ce beau métier, quand on a patienté tant d'années pour obtenir le droit de l'exercer, quand on s'est endetté pour s'installer et qu'on paye ses charges professionnelles avant même d'encaisser le premier euro, ne plus pouvoir pratiquer son art n'est pas une option. C'est une condamnation à mort. Un médecin de famille doit aussi nourrir la sienne.

Dans ma carrière, j'ai tout bien fait comme on m'a dit…

J'ai soigneusement recopié les prescriptions dictées par les laboratoires pharmaceutiques, respecté les préconisations des experts aussi assermentés qu'asservis, appliqué les directives de politiques manipulés par les lobbys, tremblé devant la « SS » c'est-à-dire la Sécurité Sociale et obéi aux consignes des forces de l'Ordre… des Médecins.

J'ai inscrit pendant de longues années, d'abord sur des ordonnances rédigées à la main, puis sur des feuilles imprimées par ordinateur, des tonnes de médicaments en ignorant tout de leur dangerosité. J'ai donné du Médiator® sans savoir que c'était un coupe-faim grossièrement maquillé en hypolipémiant. J'ai utilisé des statines contre le cholestérol qui faisaient fondre les muscles plus vite que la graisse. J'ai remplacé des antalgiques efficaces et bien supportés par d'autres plus toxiques pour satisfaire nos « partenaires européens ». J'ai osé les nouveaux anticoagulants oraux sans surveillance ni antidote. J'ai distribué certains antiépileptiques à des femmes enceintes sans imaginer les malformations qu'ils provoquaient. J'ai conseillé des pilules de dernière génération sans deviner qu'elles pouvaient se révéler plus emboligènes que leurs ancêtres commercialisées trente ans plus tôt. J'ai administré des molécules toujours en vente dans nos pharmacies alors que d'autres pays les avaient retirées du marché. J'ai collaboré au programme national « Les génériques, c'est automatique » en m'imaginant avoir à faire à des copies conformes alors qu'il s'agissait de contrefaçons souvent inefficaces et parfois toxiques.

Dans ma carrière, j'ai tout bien fait jusqu'au jour où…

… j'ai été poursuivi pénalement par un jeune homme ayant développé une sclérose en plaques quelques semaines après que je lui aie injecté une dose de rappel de vaccination contre l'hépatite B. J'ai alors vécu un sentiment de grande solitude, abandonné de tous. Depuis le fabriquant du vaccin très vite éclipsé des radars jusqu'au Ministère de la Santé inscrit aux abonnés absents depuis la suppression de l'obligation vaccinale pour ne plus avoir à indemniser les victimes collatérales. En passant par l'Ordre des Médecins, lequel s'est bien gardé de m'apporter le moindre soutien, se contentant de contrôler que j'étais bien à jour de ma cotisation. J'ai failli tout plaquer. J'étais au comble de l'écœurement après vingt ans de pratique sans la moindre anicroche.

J'ai alors totalement remis ma pratique en question. J'ai cessé de recevoir les visiteurs médicaux, ce qui m'obligea à acheter ma papeterie et à payer mes restos sur mes deniers personnels. Je me suis émancipé de la pensée unique qui me paralysait les neurones cérébraux depuis si longtemps. J'ai déserté la bibliothèque universitaire pour m'inscrire dans une médiathèque grand public. Je me suis abonné à *Prescrire*, la seule revue française indépendante des firmes pharmaceutiques. Je me suis déniaisé dans des vraies associations de formation continue. Je me suis de plus en plus tourné vers la médecine naturelle dans laquelle j'ai validé des diplômes universitaires comme celui intitulé « Alimentation-Santé et Micronutrition », de loin le plus utile de toute ma vie.

Et finalement, je me suis émancipé de l'univers tentaculaire de Big Pharma, qui, en partageant ses actionnaires avec l'industrie agro-alimentaire, est devenue la première puissance mondiale, capable d'influencer tous les États de la planète et de contrôler l'ensemble des décisions politiques en matière de santé.

On a pu s'en rendre compte très récemment avec le changement de formule du Levothyrox, à visée strictement commerciale, sans aucun avertissement ni la moindre explication préalable, qui a entraîné des conséquences délétères chez des milliers de victimes sans éveiller la moindre compassion dans le cœur de notre ministre. On l'a constaté à nouveau avec l'obligation d'injecter à des nourrissons onze vaccins dont la grande majorité, à défaut de présenter un réel intérêt en santé publique, contiennent des métaux lourds à la toxicité avérée. On l'a récemment déploré à travers la gestion désastreuse de la crise sanitaire de la Covid au cours de laquelle notre gouvernement a carrément interdit aux médecins de soigner les malades, sous peine de sanctions particulièrement sévères, imposant à nos patients très âgés le plus tragique des jeux de D : Domicile, Doliprane, Dépression… et Décès.

Et désormais je cause !

Aujourd'hui, j'ai cessé mon activité, pris ma retraite anticipée, transmis mon cabinet à deux jeunes successeurs et pris mon bâton de pèlerin en tant que médecin formateur national. Je peux ainsi parcourir tout au long de l'année la France métropolitaine et ultramarine pour enseigner les bonnes pratiques aux soignants hospitaliers et aux professionnels de santé libéraux, donner des conférences grand public et prêcher la bonne parole.

Conscient que ma longue expérience de terrain m'autorisait à livrer un témoignage relativement éclairé, j'ai pris la décision de m'exprimer, d'abord par l'intermédiaire de billets d'humeur sur mon site internet, et maintenant sous forme de confidences. Évidemment, celles-ci seront forcément différentes, voire discordantes, par rapport au langage « politiquement correct » des gens qui tiennent à conserver leur place.

Ce n'est pas un hasard si j'ai choisi de traiter prioritairement les thèmes qui génèrent le plus de vues et de commentaires sur mon blog. Par conséquent, je consacrerai mes trois premiers tomes à la thyroïde, aux vaccins et à la covid. Mais il existe beaucoup d'autres sujets sanitaires qui se trouvent au cœur des préoccupations quotidiennes de mes compatriotes et pourront faire l'objet de tomes ultérieurs… Certains me reprocheront de cracher dans une soupe qu'eux-mêmes continuent d'ingurgiter. D'autres applaudiront mon courage ou s'inquièteront de ma témérité.

Il faut dire que, dans notre belle démocratie, la profession de médecin n'a plus rien de libéral. Il y a belle lurette que droit d'expression rime avec risque de sanction. Je suis bien placé pour le savoir. En haut lieu, cela fait quelques années qu'on me reproche mes prises de position sans oser me le dire franchement. Alors l'Ordre des Médecins a décidé de me faire taire sur le plus improbable des prétextes ! Celui d'avoir « manqué de confraternité » (*sic*) à l'égard de trois praticiens, simplement parce que j'avais adressé un courrier de signalement confidentiel à leur agence régionale de santé.

J'y indiquais, toutes preuves officielles à l'appui, que ces « confrères » avaient commis solidairement des sévices volontaires dans un Ehpad aux dépends de plusieurs personnes âgées en fin de vie. Parmi celles-ci, une nonagénaire dont j'ai raconté l'histoire sordide à travers une enquête édifiante, publiée dans un livre au titre évocateur de *Médecins, maltraitants et ... protégés !*

Malheureusement pour moi, les trois médecins, comme par hasard Membres Titulaires de l'Ordre des Médecins, ont été totalement blanchis par cette Institution qui dans le même temps a prononcé ma radiation définitive.

Car il faut que cela se sache... Dans notre pays, un médecin a parfaitement le droit de se comporter en brute épaisse envers des personnes vulnérables. Par contre, il est interdit à ses confrères de le dénoncer. L'Ordre est là pour y mettre bon ordre !

Cette double qualité d'être en même temps retraité et radié me permet dorénavant de libérer ma parole et d'écrire tout haut ce que beaucoup d'autres ne peuvent dire que tout bas, par peur des représailles.

Cela m'offre le privilège rare de pouvoir me rebeller et de gratifier mes lectrices et mes lecteurs de confidences interdites à mes confrères. Mais dont je garantis l'authenticité puisque je les ai vécues personnellement sur le terrain en un demi-siècle d'exercice de la médecine de premier recours.

J'ouvrirai le feu avec ce premier tome consacré à la thyroïde. J'essaierai de répondre aux questions fondamentales que se posent celles et ceux qui subissent quotidiennement les conséquences délétères d'une prise en charge trop souvent approximative.

Comment en est-on arrivé là ? Que faire pour quitter ce jeu de « thyro-pigeons » ? Existe-t-il des méthodes naturelles pour que la glande-papillon ne batte plus de l'aile ?

Bonne lecture…

*

* *

Le grand jeu de « thyro-pigeons »

Le chiffre est proprement ahurissant… Trois millions de nos compatriotes prennent très consciencieusement, chaque jour de l'année, leur dose de lévothyroxine. Et ce nombre progresse constamment sous la baguette des fabricants de cette substance, à commencer par le laboratoire Merck le créateur de l'incontournable Levothyrox®, leader incontesté du marché. Car c'est bien Big Pharma qui, par l'intermédiaire d'experts grassement rémunérés, fixe les règles du jeu de « thyro-pigeons ». Tout au long de mon exercice médical, j'ai vu s'effondrer les seuils à partir desquels je devais obligatoirement instaurer le traitement dans les pathologies chroniques. Je l'ai vécu, entre autres, pour les chiffres tensionnels, le taux de cholestérol et à présent la fameuse TSH dont la valeur maximale autorisée s'affaise aussi vite que les tours de Manhattan. On met aujourd'hui des personnes sous Lévothyroxine pour des TSH au tiers de ce que l'on tolérait il y a trente ans. À ce train-là, dans quelques années, tout-le-monde sera sous Lévo !

Les gens bien portants sont des malades de la thyroïde qui s'ignorent…

Cette expression paraphrase le bon Docteur *Knock*, personnage imaginaire créé par Jules Romains voilà juste un siècle, mais ô combien actuel et réaliste, tant la formule convient parfaitement au scandale médical entourant la thyroïde.

Je me souviens très bien de la façon dont les médecins de terrain, dont moi-même, avons été formatés à la fin du vingtième siècle pour participer à la fabrique de certaines maladies au long cours. Celles qui sont dites « de civilisation » parce qu'elles n'existaient pas avant la nôtre.

Curieusement, jusqu'à ces dernières décennies, la thyroïde n'avait jamais posé de gros problèmes à l'être humain. Certes, dans l'Antiquité, les Asiatiques avaient déjà décrit des tuméfactions, parfois très volumineuses, de la base du cou qu'on appellera plus tard « goitres » en référence au mot latin *guttur* qui désigne la gorge et que l'on retrouve dans l'adjectif guttural.

En dehors de ces goitres, la thyroïde, invisible et difficilement palpable, fut longtemps méconnue. On attendra des millénaires pour mieux cerner la physiologie de cette glande mais il est intéressant de noter que, dès 1600 avant JC, on soignait les goitres en Chine au moyen d'algues et d'éponges marines calcifiées et qu'au $4^{\text{ème}}$ siècle après JC, dans le même pays, on utilisait des broyats de thyroïde d'animaux, précurseurs ancestraux de nos extraits thyroïdiens.

Pendant des siècles, le traitement ne concerna que les « goitreux », la plupart par carence en quelque chose dont on ignorait la nature mais qui semblait d'origine alimentaire, surtout dans les produits de la mer. On pourra louer le sens de l'observation et l'empirisme des anciens médecins en regrettant que cette sorte de sixième sens s'avère en voie de disparition, tout comme l'empathie, avec l'avènement de la toute puissante technologie.

C'est finalement bien plus tard, en novembre 1811, que le petit quelque chose qui manquait aux hypothyroïdiens fut découvert, comme d'habitude tout-à-fait par hasard, par

Bernard Courtois. Ce chimiste français cherchait à fabriquer, à partir d'algues marines, un équivalent du salpêtre utilisé dans la poudre à canon. Il obtint un gaz violet qu'il condensa en cristaux et auquel Gay-Lussac donnera le nom « iode » en raison de sa couleur.

Une dizaine d'années plus tard, un médecin Suisse administra pour la première fois de l'iode à des porteurs de goitre, apportant la double démonstration de l'efficacité de ce produit en cas de déficit et de sa toxicité en cas d'excès.

Alors comment en est-on arrivé là ? Comment a-t-on pu faire en sorte qu'une femme adulte sur six soit concernée par des problèmes thyroïdiens ?

L'affaire s'est déroulée en trois actes à partir du milieu des années 1980.

Premier acte : la catastrophe de Tchernobyl

Le 26 avril 1986, à 1h23 du matin, le réacteur n°4 de la centrale nucléaire soviétique de Tchernobyl explosa accidentellement lors de la réalisation d'un essai technique. L'énergie libérée par l'explosion projeta brutalement dans l'atmosphère, jusqu'à 1200 mètres d'altitude, un énorme nuage radioactif qui continua de se développer pendant les dix jours suivants et d'être poussé vers la France par des vents d'Est. Pour calmer l'angoisse légitime de la population, les scientifiques lui expliquèrent, via les médias et les communiqués télévisés nationaux, qu'un magnifique anticyclone empêcherait le nuage de traverser notre pays en le bloquant à nos frontières avec ses petits bras musclés. Rassurés par cette perspective d'échapper à la radioactivité, les habitants sortirent largement se promener afin de profiter des conditions estivales du long week-end férié du premier mai.

Vous apprécierez, à la lecture de cette histoire, combien les paisibles démocraties parviennent, sans difficulté majeure, à manipuler l'opinion publique, avec une efficacité digne des dictatures les plus propagandistes. En provoquant à volonté, aussi bien la fausse réassurance que la panique indue.

Évidemment, quand on apprit que toute la moitié Est du territoire avait été irradiée, depuis les forêts ardennaises jusqu'à la Corse, la sérénité céda de nouveau la place à une profonde angoisse. D'autant que la Ministre de la Santé de l'époque n'avait pas jugé utile de confiner ses compatriotes, et encore moins de distribuer en urgence des comprimés d'iode puisque les protocoles sanitaires de l'époque ne l'imposaient pas encore.

On nous affirma par la suite que les doses d'irradiation étaient extrêmement faibles et sans danger. Mais cette information étant publiée par les mêmes « experts » défaillants, et les gens n'étant pas forcément aussi abrutis que nos gouvernants voudraient le croire, l'évènement laissa des traces indélébiles et aggrava encore le climat de défiance populaire.

Deuxième acte : le dosage systématique de la TSH

Une rumeur publique alarmante se répandit dans le pays comme une trainée de poudre. On prétendait que les retombées de Tchernobyl avaient atterri sur les innombrables thyroïdes imprudemment exposées au nuage radioactif, avec une augmentation exponentielle des cancers de la thyroïde. Du coup, tous les regards médicaux se portèrent vers la glande-papillon. D'autant que venaient d'apparaitre, presque simultanément et comme par magie, d'une part, le dosage de la TSH ultrasensible et, d'autre part, un nouveau médicament miraculeux à base de lévothyroxine.

À partir de ce moment-là, les habitudes médicales commencèrent à changer. Auparavant, on ne prescrivait d'analyses hormonales qu'aux seuls patients présentant plusieurs signes évocateurs de pathologie thyroïdienne, aussi bien dans le sens d'un manque que dans celui d'un excès. Désormais un seul signe suffisait pour déclencher le bilan sanguin. Le plus souvent, un état de fatigue, des difficultés de démarrage matinal ou une déprime persistante.

Puis peu à peu, le dosage de la TSH s'est inséré dans les bilans biologiques, singulièrement ceux des femmes. Les papillons glandulaires qui échappaient au grattage se faisaient épingler au tirage. Lors des renouvellements de pilule, des check-up, voire du suivi d'autres maladies. Les collègues qui, parmi nous, pas forcément les plus nombreux, avaient l'habitude de palper la thyroïde de leurs patientes, ne le faisaient plus puisque le contrôle de la TSH était demandé automatiquement.

Bien sûr, à force de chercher, on trouvait… Comme le dosage de TSH était systématique chez les femmes, même parfaitement bienportantes, on s'est mis à découvrir des anomalies de leur taux de thyréostimuline alors qu'elles ne présentaient strictement aucun symptôme. Du coup on pouvait leur mettre sous le nez un élément chiffré et objectif pour leur proposer un traitement. Or, justement, venait d'être commercialisé le traitement ad hoc dont les multiples dosages devaient permettre de trouver facilement chaussure à son pied.

Troisième acte : l'opération « Levothyrox® pour tout-le-monde ».

À cette époque, le marché était occupé par les extraits thyroïdiens. Ces produits étaient utilisés depuis des lustres chez les patients hypothyroïdiens par carence hormonale. Ils marchaient très bien et ne posaient aucun souci particulier. Par une coïncidence malheureuse, quelques médecins dénués de tout principe, associés à certains pharmaciens peu scrupuleux, décidèrent de les détourner de leur usage en les utilisant dans le fructueux négoce de l'amaigrissement facile. Ils ont donc conjointement prescrit, fabriqué et délivré des gélules associant des extraits thyroïdiens, un diurétique et un coupe-faim. Grâce à ces pilules magiques, les victimes, essentiellement des femmes, perdirent successivement, de l'eau et du muscle, donc du poids, mais aussi leurs économies et parfois la vie. Aux grands maux, les grands remèdes. Les extraits thyroïdiens furent strictement encadrés avant d'être totalement interdits au profit de la *lévothyroxine*.

Le Levothyrox, par le jeu de ces circonstances fortuites, se retrouva ainsi en situation avantageuse de monopole. Cependant, ce n'était pas encore une raison pour qu'il soit prescrit à tout-le-monde. Il fallait trouver une justification médicale un tantinet convaincante.

C'est alors que le génie du lobbying industriel montra une fois encore toute l'étendue de sa puissance en promouvant, par le biais de ses experts assujettis, une nouvelle pathologie bien utile...

On a inventé la « Pathologie Thyroïdienne Infraclinique »...!

De quoi s'agit-il ? D'une maladie affectant des gens qui se portent parfaitement bien mais qui présentent une anomalie de leur taux de TSH mesuré de façon impérative sinon abusive, sans qu'ils n'aient rien demandé. Qui touche-t-elle ? Très préférentiellement les femmes. Pourquoi ? Pour deux raisons essentielles. La première est qu'elles font l'objet d'une surveillance médicale et de bilans sanguins systématiques beaucoup plus fréquemment que les hommes, ne serait-ce que sur le plan gynéco-obstétrical. Le second motif est lié au fonctionnement de l'hypophyse laquelle sécrète, outre la TSH et malgré sa taille de petit pois, sept autres hormones dont quatre ont une importance capitale chez la femme. Il s'agit de la FSH et la LH qui gèrent le cycle menstruel et l'ovulation, l'ocytocine connue pour son rôle dans la grossesse, l'accouchement, l'allaitement et la relation mère-enfant, et enfin la prolactine dont l'action principale est de déclencher et maintenir la lactation après l'accouchement. Si bien que tout au long de la vie et en fonction des évènements vécus, cette ambiance hormonale féminine est susceptible de perturber le fonctionnement de la thyroïde. Sans oublier le retentissement quotidien du stress de la vie moderne qui impose aux femmes de gérer simultanément leur vie familiale et leurs contraintes professionnelles.

On s'est donc retrouvé avec des surprises biologiques, le taux sanguin de TSH se situant de façon inattendue légèrement en dehors des normes habituelles, établies en moyenne entre 0,4 et 4,4 mUI/L (milli Unités Internationales par litre de sang circulant). C'est ainsi que contrairement aux principes habituels de la Médecine, nous sommes passés d'une logique clinique symptomatique à une logique biologique asymptomatique. En d'autres termes, avec l'arrivée de la TSH ultrasensible, nous avons commencé à soigner des gens qui n'étaient pas malades, à donner un médicament à des personnes qui ne se plaignaient de rien. Cela, chaque fois que le taux de TSH se situait au-dessus du maximum légal. Comme les radars qui vous font stupidement perdre un point dès que vous dépassez la vitesse autorisée d'un tout petit kilomètre/heure.

Au début, on y allait tout doux. On n'intervenait pas tant que le taux sanguin de TSH n'atteignait pas 10mUI/L. On attendait un peu. On renouvelait l'analyse et on la complétait avec les T3 et T4 qui étaient le plus souvent normales. On dosait l'iode dans les urines de 24 heures qui en général objectivait une carence que l'on compensait et tout rentrait dans l'ordre.

Par la suite, de congrès endocrinologiques en articles scientifiques, les recommandations de bonnes pratiques médicales ont accentué la pression sur nos frêles épaules de généralistes. On nous a expliqué que la TSH ultrasensible était une chance pour les futurs malades de la thyroïde parce que précisément elle était ultrasensible, ce qui permettait de dépister les troubles avant même qu'ils se manifestent. En supposant bien sûr qu'ils apparaissent un jour.

Levothyrox® un jour, Levothyrox® toujours !

Nous connaissions par cœur ce dicton qui circulait déjà à l'époque. Nous avions compris, bien que l'on se soit bien gardé de nous l'expliciter, que si l'on apportait à l'organisme l'hormone normalement fabriquée par la thyroïde, celle-ci se mettrait aussitôt au repos. Plus on augmentait la posologie et plus elle « glandait » en diminuant sa production. Avec le risque à terme de se retrouver avec des doses maximales de lévothyroxine et un organe complètement atrophié. Alors comme nous n'osions pas instaurer un traitement définitif chez des patients dont nous nous sentions proches sur un plan affectif, nous préférions les adresser à nos confrères spécialistes en la matière. Charge à eux de participer à notre place au grand racket…

Ainsi, peu à peu, le Levothyrox® est passé du rang de médicament de l'hypothyroïdie à celui de « freinateur de la TSH ». Nuance subtile mais éminemment dangereuse selon le niveau de TSH à partir duquel on estime nécessaire d'effectuer un freinage. D'un taux initial de 10 mUI/L, on a vu progressivement la valeur s'abaisser au fil du temps. Aujourd'hui, certains médecins initient un traitement, forcément définitif, dès que le taux sanguin de cette hormone dépasse 3 mUI/L, alors qu'il s'agit d'une valeur strictement normale et que les personnes concernées n'ont pas le moindre trouble. Avec la bénédiction des autorités de Santé Publique !

Mais il est à craindre que l'on ne s'arrête pas là… De plus en plus de gynécologues font, à toutes les patientes enceintes, au début de leur grossesse et même en l'absence de tout antécédent, un dosage systématique de la TSH ultrasensible. Dès que le taux dépasse 2,5 mUI/L, un traitement par Levothyrox® est institué jusqu'à la fin de la grossesse au motif officiel de favoriser le développement psychomoteur du bébé. Est-il cohérent de donner carrément de l'hormone thyroïdienne à des femmes en bonne santé alors qu'une centaine de microgrammes d'iode dans l'alimentation suffirait largement à protéger leur fœtus. On a bien fait totalement disparaitre le goitre congénital et le crétinisme carentiel par l'ajout d'une infime quantité d'iode dans le sel de table. Et je doute que la maman d'Einstein ait pris des extraits thyroïdiens quand elle portait le petit Albert dans son ventre ?

Dans la foulée, certains « experts » commencent à recommander d'abaisser chez tout le monde le taux maximum de TSH à 2,5 mUI/L. Le but ne serait-il pas de placer le Levothyrox® et ses concurrents aux côtés du paracétamol sur la plus haute marche du podium de la prescription médicamenteuse ? Actuellement trois millions de Français en prennent quotidiennement et une étude récente du *New England Journal of Medicine* avance le chiffre de 9 personnes sur 10 qui seraient traitées sans signe clinique majeur et sans bénéfice thérapeutique avéré. De quoi s'inquiéter quand on sait que trois autres millions de personnes s'imaginent être en souffrance avec leur thyroïde... parce qu'on le leur a suggéré !

La thyroïde, cible de nos propres anticorps ?

Plus récemment est apparu un autre dosage permettant de redonner de la crédibilité et une relative suprématie à la biologie sur la clinique en matière de troubles thyroïdiens, qu'ils soient patents ou latents. Il s'agit du dosage des anticorps auto-immuns. Au cours des dernières décennies sont apparues toute une liste non exhaustive d'au moins quatre-vingt maladies dites auto-immunes parce qu'elles se caractérisent par une réaction inappropriée du système immunitaire vis-à-vis des constituants du « soi », avec production d'anticorps s'attaquant aux propres organes et tissus du corps humain.

On distingue deux grandes catégories de maladies auto-immunes. D'une part, celles qualifiées de systémiques car elles touchent des systèmes entiers ou des tissus spécifiques comme les connectivites, telles que la polyarthrite rhumatoïde, le lupus ou la sclérodermie, et telles que les vascularites. D'autre part les maladies auto-immunes spécifiques d'organes dont celles touchant la thyroïde en provoquant soit une hyperthyroïdie, la maladie de Basedow, soit une hypothyroïdie, la maladie d'Hashimoto, la seconde succédant souvent à la première.

Ces maladies auto-immunes, bien connues des fidèles du Docteur House à la télévision, semblent se développer actuellement avec une fréquence exponentielle. Les autorités de santé et les pouvoirs publics seraient d'ailleurs bien inspirés de s'y intéresser davantage, d'autant que le rôle joué par notre environnement dans leur genèse est fondamental. Elles s'observent préférentiellement chez la femme sans que ce mystère ait été véritablement éclairci en dehors du rôle potentiel des hormones féminines déjà évoqué précédemment. Ou éventuellement de l'existence d'un facteur génétique qui serait porté par le chromosome X, doublement présent chez la femme à la différence de l'homme.

Parmi toutes les maladies auto-immunes, les deux plus fréquentes sont celles concernant la thyroïde. Sur 100.000 personnes, selon les diverses études chiffrées, la thyroïdite d'Hashimoto en touche 1000 à 1500 avec dix femmes pour un homme et la maladie de Basedow en atteint 500 à 1000 avec sept femmes pour un homme. Il existe certes une prédisposition familiale, mais au-delà de la susceptibilité génétique, l'importance des facteurs environnementaux, souvent identiques dans une même famille, est capitale.

Ainsi des arguments indirects suggèrent que des infections telles que le virus Epstein-Barr ou le cytomégalovirus pourraient jouer un rôle dans le déclenchement de maladies auto-immunes, notamment par des mécanismes de similitude entre ces agents infectieux et certaines protéines humaines. Plusieurs études démontrent le rôle majeur du microbiote intestinal. L'effet néfaste du tabac, des polluants atmosphériques, des perturbateurs endocriniens, des toxiques professionnels, des métaux lourds ou de certains médicaments est aujourd'hui parfaitement prouvé. Bien que très contestées par les fabricants et par leurs experts attitrés, les conséquences délétères des vaccins sont de plus en plus souvent évoquées.

Enfin l'impact du stress et des causes psychologiques parait indiscutable. Il est courant à l'interrogatoire des patientes ayant déclaré une thyroïdite auto-immune, de retrouver un choc affectif ou émotionnel violent dans les journées ou semaines précédentes.

Docteur, j'ai des boules !

Après la dissipation du panache atomique de Tchernobyl et des mensonges fumeux sur son itinéraire, a commencé à résonner dans les campagnes de notre beau pays un double crépitement. D'abord celui des compteurs Geiger relevant l'intensité des retombées radioactives, certainement plus importantes que l'habituel discours lénifiant de nos hauts fonctionnaires. Ensuite celui des machines à écrire des journaux répandant des nouvelles inquiétantes sur les conséquences terribles de l'accident nucléaire dans le périmètre concerné.

Malgré l'absence, à cette époque, d'Internet et de ses réseaux sociaux, le bruit circula avec une telle insistance que les médecins et les patients se mirent à palper frénétiquement les thyroïdes. Au moindre doute sur une vague sensation de boule ou une légère impression de tuméfaction, on dégainait l'échographie. Parfois même sans rien tâter, juste pour se tranquilliser.

L'amélioration de la technique et la précision des nouvelles machines aboutirent à la multiplication des diagnostics de kystes. D'autant que ceux-ci ont tendance à apparaitre au cours de la vie avec la même probabilité que les boules sur les sapins dans la période de Noël. Bien sûr, on savait que 95% de ces kystes étaient bénins et la plupart du temps sans aucun risque. On n'ignorait pas non plus que les rares cancers thyroïdiens guérissaient dans un pourcentage identique. Il n'empêche que pour la personne atteinte et pour son entourage proche, quand on est dans la charrette, on ne regarde que la guillotine et on se fiche des statistiques.

Une fois le nodule découvert, le premier souci était alors de le différencier d'une tumeur maligne. On disposait pour cela de la scintigraphie, une imagerie basée sur l'injection d'un isotope, produit faiblement radioactif ayant une forte affinité pour les cellules en activité dans un organe ou un tissu. Une fois fixé, le produit émet des rayons que l'on capte avec une caméra spéciale sous forme d'un scintillement des zones actives. Exactement comme un avion survolant de nuit une ville partiellement éclairée.

L'angoisse du cancer générait souvent une surveillance abusive avec échographie et scintigraphie annuelle sur de longues périodes. Ce qui entretenait l'anxiété et par conséquent la pathologie. Mais ce n'était pas le seul inconvénient. En effet, la chirurgie s'est imposée de plus en plus fortement dans l'arsenal thérapeutique des thyroïdes kystiques, des nodules froids ou des tuméfactions expansives. Les indications opératoires sont tombées aussi drues que des gouttes de pluie dans un épisode cévenol. Et pas forcément des interventions limitées à une partie de la glande ou à un seul des deux lobes. On procédait le plus souvent à l'ablation complète de l'organe, désignée sous le délicat vocable de « thyroïdectomie totale ». Parfois même « élargie » lorsqu'on enlevait aussi les ganglions.

On regrette aujourd'hui de n'avoir pas tempéré cet enthousiasme chirurgical. D'autant que la sanction définitive de ces interventions reste la substitution hormonale à vie. On n'a en effet jamais vu une thyroïde renaitre, tel le Sphynx, de ses cendres, même en ingurgitant des litres d'eau bénite en provenance de Lourdes. Certains considèrent que sur dix thyroïdes enlevées, neuf auraient pu être préservées, au moins pendant un certain temps. Heureusement, la prise en charge globale des troubles thyroïdiens a été revue et corrigée au cours des dernières années par de nombreuses études et publications scientifiques. On peut espérer que le grand jeu de « thyro-pigeons » va cesser... au moins du côté des blocs opératoires, car pour le versant médicamenteux, les actionnaires de Big Pharma ont encore de beaux jours devant eux. En atteste l'invraisemblable magouille perpétrée dans la dernière décennie par l'entreprise en pointe dans ce marché juteux.

La grande intox du Levothyrox®

Le scénario est à la fois simple et diabolique... Au début des années 2010, le laboratoire Merck cherche à se développer sur le marché asiatique et implanter en Chine une gigantesque usine ultramoderne pour y fabriquer ses médicaments vedettes... dont le Levothyrox®.

Problème de taille : 90% des asiatiques sont intolérants au lactose qui est l'excipient de nombreux médicaments... dont le Levothyrox®. Celui-ci est donc invendable sur ce marché si l'on n'en retire pas le lactose. Mais difficile de modifier, sans autre raison que commerciale, la formule d'un médicament ayant obtenu son AMM (Autorisation de Mise sur le Marché) avec un certain excipient. À moins d'y être contraint par les autorités sanitaires...

Et c'est là que se produit un petit miracle pour le laboratoire. L'ANSM (Agence Nationale de Sécurité du Médicament) découvre brutalement que les comprimés de Levothyrox® posent depuis toujours un problème de stabilité dans le temps qui avait échappé à tout le monde, sauf à sa sagacité.

Cette Agence ordonne donc en 2012 au laboratoire Merck de changer la formule qui pourtant n'avait jamais posé le moindre problème jusque-là. Surprenante coïncidence : le courrier de l'ANSM est signé par son Directeur, lequel a travaillé précédemment chez Merck… ! Cela ressemble à l'un de ces conflits d'intérêts dont notre beau pays s'est fait une spécialité mondiale.

Quoiqu'il en soit, Merck trouve immédiatement LA solution, avantageuse et de circonstance, à savoir remplacer le lactose par… du mannitol. Lequel est, comme par hasard, parfaitement toléré par nos amis asiatiques.

C'est alors que, comme par magie et devant les yeux ébahis de la communauté scientifique, les comprimés de Levothyrox® redeviennent stables dans le temps grâce à ce simple tour de passe-passe.

Par contre, ceux qui se déstabilisent immédiatement, ce sont plusieurs dizaines de milliers de patient(e)s qui supportaient très bien leur comprimé quotidien avant qu'on en change la composition sans les avertir.

Or, souvenez-vous… ! Le remplacement du lactose par du mannitol avait déjà été expérimenté dans un générique commercialisé en 2009 par Biogaran. Mais des effets secondaires, particulièrement délétères, n'avaient pas tardé à faire leur apparition et tous les médecins, dont moi-même, avions successivement pris la décision d'inscrire systématiquement la mention « non substituable » sur nos ordonnances pour qu'on délivre le princeps, c'est-à-dire le Levothyrox®. Au point que, finalement, ce générique a été retiré du marché par Biogaran en 2016.

Il se trouve qu'en médecine comme ailleurs, les mêmes causes produisent toujours les mêmes effets. Il était donc plus que probable qu'en commercialisant leur « nouveau » Levothyrox® selon une formule similaire à celle du générique de Biogaran en 2009, le laboratoire Merck récolte exactement les mêmes effets secondaires et avec la même gravité.

Et ce fut évidemment le cas. Sauf que cette fois, le médicament ayant astucieusement conservé son nom de marque, inutile d'écrire « non substituable » sur les ordonnances. Le pharmacien remplaçait systématiquement l'ancien Levothyrox… par le nouveau qui portait exactement le même nom. Bien joué !

Sans surprise, notre Ministre de la Santé s'est retranchée derrière l'ANSM pour refuser tout retour à l'ancien excipient au nom de cette prétendue instabilité des comprimés dans le temps. Prétexte absurde car il y a dans l'hexagone plusieurs millions de personnes qui avalent quotidiennement leur comprimé de Levothyrox® et les blisters n'ont certainement pas le temps de s'empoussiérer dans les armoires à pharmacie… ! Combien même, il aurait suffi de raccourcir la durée de péremption pour que le problème soit réglé.

En outre, on peut regretter que la Ministre ait cru nécessaire de rajouter une couche méprisante sur la souffrance des patients en qualifiant leurs symptômes d'effet *nocebo*, ce qui signifie à peu près : « arrêtez de vous plaindre, bande de totoches, c'est dans la tête ». Alors même que les patients ignoraient le changement d'excipient et que les médecins traitants n'avaient été avertis que par un simple courrier, le 27 février 2017, noyé dans l'abondante paperasserie quotidienne…

Bel exemple d'empathie de la part d'une cancérologue qui poussera la plaisanterie jusqu'à annoncer la sortie prochaine d'un générique du Levothyrox. Devinez lequel ? Celui du laboratoire Biogaran qui avait été retiré en 2016 pour cause d'effets secondaires insupportables … !

Le Levothyrox® étant, en France, en situation de monopole, aucune alternative ne pouvait être proposée aux malheureux patients-cobayes dont un grand nombre se trouva dans l'obligation d'aller se procurer l'ancienne formule qui continuait à être distribuée chez nos veinards de voisins Européens sous le nom d'Euthyrox.

Malgré le discours rassurant du laboratoire Merck, relayé avez zèle par les Pouvoirs Publics et affirmant la disparition rapide de effets secondaires indésirables, le mécontentement gonfla. Dès la fin juin 2017, une pétition pour revenir à l'ancienne formule du Levothyrox® fut mise en ligne et recueillit rapidement de très nombreuses signatures. Parallèlement, des milliers de déclarations d'effets secondaires liés à ce médicament furent remontées aux autorités sanitaires grâce à la plate-forme de signalement du gouvernement.

À la mi-septembre commencèrent à affluer les plaintes contre X pour « mise en danger de la vie d'autrui », dont celle d'une comédienne célèbre, ce qui amplifia l'impact médiatique. Simultanément, de nombreux patients demandèrent à changer de traitement, en se faisant prescrire la lévothyroxine sous forme de gouttes buvables. Devant l'explosion imprévue des ventes, le laboratoire Serb dut augmenter rapidement sa production au risque d'une rupture de stock, voire d'une interruption de certains traitements. Finalement la Ministre fut contrainte de remettre temporairement sur le marché l'ancienne formule du Levothyrox, ce qui permit de calmer le jeu.

On était donc bien en présence d'un véritable scandale sanitaire du même acabit que celui du Médiator et bien d'autres. Tous les ingrédients y figuraient : le lobby pharmaceutique, les experts partisans, les politiques complices, les mensonges, les magouilles, le tout dans une bouillabaisse de conflits d'intérêts aux dépends de la santé des patients.

En janvier 2018, plus de 17 000 signalements d'effets indésirables, dont 19 cas de décès, furent attribués à la nouvelle formule du Levothyrox®, selon un nouveau rapport de pharmacovigilance dévoilé par l'ANSM. En outre, ce rapport révéla que tous ces signalements émanaient de personnes qui n'avaient aucun problème avec l'ancienne formule et que le tiers des patients avaient vu leurs analyses perturbées avec la nouvelle composition du produit. Malgré tout, la Ministre de la Santé persista et signa, refusant de revenir à l'ancienne formule.

Pire, des analyses plus précises du nouveau Levothyrox® annoncèrent la présence, dans le médicament modifié, de métaux lourds, en particulier du chrome, du nickel et l'inévitable aluminium… En juin 2018, l'ANSM confirma la présence de métaux lourds qui n'existaient pas dans l'ancienne formule, mais, comme à son habitude, elle affirma que cela « ne représente pas en soi un défaut qualité ni un risque pour la santé dans la mesure où les concentrations sont inférieures aux seuils de sécurité établis par la communauté scientifique au plan international pour les médicaments ».

Au printemps 2019, le tribunal de Lyon estima, en première instance, que Merck n'avait commis aucune erreur dans l'information donnée aux patients et expliqua que la qualité et la valeur thérapeutique du médicament nouvelle formule étaient certaines. Cette décision était à craindre car en France, on condamne tout aussi rarement l'industrie pharmaceutique toute-puissante que les ministres dont on sait, depuis le sang contaminé et la maladie de la vache folle, qu'ils peuvent être, à la rigueur, responsables mais jamais coupables. Et poursuivre sans encombre ni état d'âme leur carrière politique.

Cependant, un an plus tard, les juges de la Cour d'Appel de Lyon reconnurent que le laboratoire avait commis une faute lors du changement de formule de son médicament et le condamnèrent à verser mille euros à chacune des quelques centaines de victimes ayant poursuivi jusqu'au bout la procédure de plainte. Certes une goutte d'eau dans l'océan des recettes rapportées par le produit-phare, mais une reconnaissance du délit en bande organisée !

La seule consolation de cette sordide affaire consiste en l'avènement de produits concurrents, à l'efficacité similaire mais notablement mieux tolérés que la version trafiquée du Levothyrox®. Très vite, un tiers des prescriptions de ce produit ont été transférées vers la concurrence, soit un million de traitements. Et on peut imaginer que le système de vases communicants continue à fonctionner !

Cependant, le laboratoire semble n'avoir pas dit son dernier mot. L'abaissement presque outrancier du seuil de TSH, induisant la prescription de lévothyroxine, s'intensifie d'année en année et concerne des populations de plus en plus vastes. Comme celle des femmes enceintes, mises désormais de façon quasi-systématique par les gynécologues sous l'indispensable Levothyrox®.

J'ignore si ce procédé permettra de fabriquer des bébés plus intelligents mais cela rendra probablement beaucoup de leurs mamans définitivement hypothyroïdiennes…

*

* *

La thyroïde, comment ça marche ?

Les troubles d'origine thyroïdienne concernent un très grand nombre de personnes. Leurs symptômes sont pénibles et souvent mal soulagés par leurs thérapeutes. Hormis le cancer de la thyroïde, aussi rarement rencontré que l'épée de Damoclès qu'il représente, il n'existe guère de pathologie de cette glande susceptible d'abréger l'espérance de vie. Par contre, cela peut vous pourrir la vie. Toute prise en charge un tant soit peu hasardeuse peut avoir un impact délétère. En particulier si l'on instaure un traitement sans raison valable. Le premier des commandements sera donc de ne pas imposer de prise en charge, ni médicale, ni chirurgicale, en l'absence de nécessité réelle.

Comment le simple battement d'aile d'un papillon peut-il provoquer une catastrophe ?

La théorie du chaos, malicieusement proposée par un météorologue américain, s'applique parfaitement à la thyroïde. En premier lieu en raison de la forme de cette petite glande qui évoque la forme de ce bel insecte avec ses deux lobes en forme d'ailes réunies par un isthme long et étroit. Ensuite parce que malgré son poids d'à peine une trentaine de grammes, elle joue un rôle capital dans le fonctionnement de notre organisme et tout dérèglement, aussi minime soit-il, entrainera de fâcheuses conséquences, parfois longues à corriger.

En Médecine, la prise en charge correcte d'une pathologie chronique impose la participation active de la personne malade. En d'autres termes, la relation entre le soignant et le soigné doit cesser d'être patriarcale pour devenir partenariale. Il faut que le maître se mue en coach. Cela implique que le thérapeute communique préalablement à son patient toutes les informations indispensables, de façon loyale, claire et adaptée à son degré de compréhension, sans pression ni contrainte afin que celui-ci puisse donner son consentement libre et éclairé. Cela constitue une obligation légale, et surtout la condition *sine qua non* pour que les patients s'associent efficacement aux soins et à la restauration de leur état de santé. Malheureusement, j'ai pu constater, à travers les centaines de témoignages reçus sur mon blog, que de trop nombreux soignants profitaient de l'ignorance ou de la compliance des malades pour leur imposer des protocoles de prise en charge au mieux marginaux par rapport aux règles de bonne pratique, au pire totalement incohérents voire dangereux.

J'ai donc décidé, dans le cadre de ce petit livre consacré à la thyroïde de reproduire ce que je fais dans mes cours et mes conférences. Je commencerai par donner des explications volontairement simplifiées sur le fonctionnement de la thyroïde pour qu'elles soient facilement accessibles pour les profanes. Les patient(e)s étant des personnes de bons sens, vous en déduirez vous-mêmes ce qu'il faut faire… ou ne pas faire lorsque votre glande-papillon bat de l'aile. C'est dire l'importance de lire attentivement cette partie pour mieux saisir les conseils naturels qui en découlent et dont certains pourraient bien vous surprendre.

La bétonnière thyroïdienne

La thyroïde est une glande dont l'unique fonction consiste à fabriquer des hormones, c'est-à-dire des messagers chimiques indispensables à la bonne marche du corps humain. On mettra d'emblée à part la calcitonine qui n'est sécrétée par la thyroïde qu'en cas d'anomalie des taux sanguins de calcium et de phosphore. Les hormones thyroïdiennes dont on parle en pratique courante résultent de l'assemblage de deux éléments : un acide aminé, sorte de protéine élémentaire, la **tyrosine**, et un minéral, l'**iode**. Le montage s'effectue au sein de très nombreuses petites formations rondes évoquant des minuscules vessies, d'où leur nom de vésicules, qui constituent la structure de la glande thyroïde.

Les cellules de la paroi de ces vésicules vont d'abord coller ensemble des morceaux de tyrosine pour forger une protéine plus grosse appelée **thyroglobuline**, laquelle va être déversée à l'intérieur des petits sacs vésiculaires sous forme d'une substance visqueuse, dénommée **colloïde**.

Dans le même temps, l'iode fournie exclusivement par l'alimentation va être transportée jusqu'à la thyroïde. Là, elle va se retrouver également au centre des vésicules, dans la substance colloïde, en contact étroit avec les molécules de thyroglobuline. Pour obtenir des hormones thyroïdiennes, il faut maintenant que les atomes d'iode puissent pénétrer et s'arrimer dans les molécules de thyroglobuline, qui, pour cela, doivent subir une petite transformation appelée **oxydation**. Cette réaction chimique ne peut se réaliser qu'en présence d'une enzyme dénommé *Thyro Per Oxydase* (ou **TPO**), grâce à laquelle peut se réaliser l'oxydation de la thyroglobuline qui devient ainsi de la **thyronine**.

Cette fois, plus rien ne s'oppose à la soudure des atomes d'iode sur la thyronine. Une molécule de thyronine peut accrocher un à quatre atomes d'iode. Au final, on obtient deux produits principaux : 90% de la production est de la *tetra-iodo-thyronine* ou thyroxine ou **T4**, qui porte quatre atomes d'iode, et, pour le reste, la *tri-iodo-thyronine* ou **T3,** qui, comme son nom l'indique, n'en contient que trois. Une fois prêtes à l'action, ces deux hormones thyroïdiennes sont véhiculées jusqu'à leurs sites d'intervention par voie sanguine en utilisant comme moyens de transport, soit des petits taxis, les globulines, soit le réseau de transports en commun, en l'occurrence l'albumine.

À ce stade, accordons-nous une petite pause pour faire un premier point en sirotant une boisson fraiche, histoire d'abaisser notre température cérébrale. Vous l'avez bien compris… Pour fabriquer ces hormones, il faut d'abord de la matière première. Même avec la meilleure bétonnière du monde, si vous n'y mettez ni sable, ni ciment, vous n'obtiendrez jamais de béton. En l'occurrence, on doit impérativement trouver de la tyrosine dans notre assiette. Ou, à défaut, de la phénylalanine, un acide aminé essentiel à partir duquel notre corps peut fabriquer l'indispensable tyrosine. Sans oublier l'iode, tout aussi nécessaire et qui ne peut être apportée que par l'alimentation. C'est dire d'emblée que certains régimes plus ou moins folkloriques ne seront pas les bienvenus. Leurs adeptes auront tout intérêt à changer leurs habitudes pour éviter d'avaler pour toujours une substitution hormonale.

De plus, l'iodation de la thyronine ne peut se faire qu'en la présence obligatoire d'une enzyme, la *thyroperoxydase* (ou TPO). Cela sous-entend d'une part, que cette enzyme n'ait pas été préalablement détruite par des anticorps déboussolés, comme dans la maladie d'Hashimoto, et, d'autre part, qu'il n'y ait pas de carence en micronutriments catalyseurs de la réaction.

J'indiquerai ultérieurement les meilleures sources de tyrosine, iode et micronutriments indispensables mais dès cette première étape, vous admettrez qu'il soit assez inconcevable de démarrer d'emblée la prise en charge médicamenteuse d'une hypothyroïdie sans bilan nutritionnel préalable, ni même une enquête alimentaire minimale pour éliminer un déficit d'apport. Pourtant cela reste monnaie courante dans de trop nombreux cabinets. Ainsi, selon le médecin sur qui vous tombez, soit il repèrera vos déficiences, les compensera et vous serez vite rétablis sans médoc, soit vous vous retrouverez définitivement sous *lévothyroxine*. Je vous laisse quelques instants pour vous remettre de votre fausse route, et nous continuons.

La TSH et le rétrocontrôle

La fabrication des hormones thyroïdiennes est régulée par un système de *feedback*, ce qui peut se traduire par rétrocontrôle. Ainsi, le taux sanguin des hormones thyroïdiennes est analysé en permanence par une petite glande située au milieu du crâne, juste en arrière du triangle formé par les yeux et la base du nez et qu'on nomme **hypophyse**. Véritable quartier général pour de nombreuses glandes, l'hypophyse module leurs sécrétions par l'intermédiaire d'une huitaine d'hormones dont l'une nous intéresse particulièrement puisque son rôle consiste à booster la thyroïde en la poussant à secréter plus d'hormones. Il s'agit de la **thyréostimuline** plus connue sous l'acronyme de son nom anglais, **TSH** pour *Thyroid Stimulating Hormon*.

Ainsi, lorsque le taux des hormones thyroïdiennes, essentiellement celui de la T4, diminue dans le sang, l'hypophyse sécrète plus de TSH, ce qui donne un coup de fouet à la thyroïde pour qu'elle accroisse sa production. Cette adaptation se fait en permanence par des petites décharges de TSH réparties sur les 24 heures, avec un pic au milieu de la nuit et un autre en cours d'après-midi.

À l'opposé, quand le taux d'hormones thyroïdiennes est trop élevé, l'hypophyse cesse de produire de la TSH. Comme la glande-papillon est plutôt du genre « thyroflanc » dès qu'elle n'est plus stimulée, elle cesse aussitôt le travail et ne fabrique plus ni T4, ni T3, dont les taux sanguins décroissent pour rentrer progressivement dans l'ordre.

Tout se passe un peu comme si vous vouliez maintenir à 80 km/h la vitesse de votre voiture modèle T4 uniquement en pressant et relâchant la pédale de l'accélérateur, sans possibilité de freiner. Ce système peut fonctionner correctement tant que la route est plate et rectiligne. Si ça commence à grimper, votre T4 va ralentir peu à peu, vous obligeant à appuyer sur l'accélérateur pour maintenir votre vitesse constante. Si ça monte trop fort et bien que votre pied écrase la pédale à fond, votre véhicule perd son élan, s'épuise progressivement, va peut-être caler, voire redescendre en marche arrière comme si son poids avait doublé. Vous tombez dans l'**hypothyroïdie** qui évoque le « Yin » de la médecine chinoise et va ralentir sensiblement l'organisme : frilosité, fatigue, œdème diffus, chute de cheveux, ongles cassants, peau sèche, constipation, état dépressif, ... Et ce fameux signe de la « perte de la queue du sourcil » si caractéristique ! Sur le plan biologique, on constatera une baisse de la T4 et une augmentation parfois importante de la TSH.

À l'inverse, vous dévalez une route de montagne à fort dénivelé. Votre pied cherche la pédale de frein… que vous ne trouvez pas vu qu'elle n'existe pas ! Vous voilà en **hyperthyroïdie**. Votre T4 se transforme en bolide, les compteurs s'affolent. Vous avez beau ne plus toucher l'accélérateur, votre vitesse s'accroit toujours. Vous risquez la sortie de route à chaque virage. Votre pouls s'accélère, votre tension atteint des sommets, vous transpirez à grosses gouttes. Car l'hyperthyroïdie exacerbe le métabolisme de base et le fonctionnement du système végétatif, correspondant cette fois au « Yang » : bouffées de chaleur, nervosité, amaigrissement, tachycardie, accélération du transit intestinal, tremblements… Et sous vos yeux exorbités, votre bilan sanguin révèle un taux d'hormones thyroïdiennes traversant le plafond alors que celui de la TSH plonge si bas qu'il en devient indétectable.

Je vous propose une nouvelle halte pour finir votre verre et vous remettre de vos émotions. J'imagine que vous suivez toujours… Revenons à notre exemple automobile. Lorsque vous apercevez un panneau vous signalant la proximité d'un radar, vous vérifiez votre vitesse en regardant votre compteur, n'est-ce pas ? Il ne vous viendrait pas à l'idée d'observer la position de votre pédale d'accélérateur pour en déduire la vélocité de votre véhicule ! Eh bien, c'est pourtant exactement ce que fait votre médecin en photographiant la pédale d'accélérateur appelée TSH pour en déduire à quelle allure roule votre thyroïde. En d'autres termes, on dose systématiquement la TSH mais rarement la T4 et jamais la T3. La méthode semble incohérente mais constitue le moyen le plus efficace pour imposer le comprimé magique dans tous les piluliers.

Après cela, pas étonnant que des milliers de gens aient, en même temps, la TSH « dans les clous » et la santé « dans les choux » !

La T3, indispensable et jamais dosée, jamais donnée

Mais le pire est à venir, car il faut parallèlement souligner un point capital dont nous n'avons pas encore parlé. Figurez-vous que la T4 n'est pas active ! Elle n'est que le précurseur de la T3 qui représente, elle seule, la forme efficiente de l'hormone. La T4 est comme une grenade (je parle de l'engin explosif et non pas du fruit exceptionnel par sa richesse en micronutriments). Pour qu'elle agisse, il faut la dégoupiller par l'arrachage d'un atome d'iode grâce à une enzyme judicieusement appelée **désiodase**.

C'est principalement au niveau de notre foie et de nos reins que se fait cette transformation, mais également dans d'autres organes (cœur, muscles, cerveau, tube digestif).

Mais ce n'est pas tout ! Si cette **désiodation** s'opère du bon côté de la T4, on obtient de la T3 active et efficace. Si par contre l'extraction de l'atome d'iode s'effectue du côté inverse de la T4, on se retrouve avec de la T3 *Reverse* (**RT3**), sans aucune activité biologique. Alors pourquoi ces deux formes, la T3 active et la RT3 inactive ? Il s'agit tout simplement d'un deuxième système de protection de notre organisme pour réguler les effets hormonaux thyroïdiens.

On connaît déjà le rétrocontrôle du taux de T4 sur la sécrétion de TSH au niveau de l'hypophyse. Voilà que s'y ajoute ce fusible, cette fois pour la T3. Si le taux de T3 est faible, comme dans le cas d'une hypothyroïdie par carence iodée, toute la désiodation de la T4 se fera en T3 active pour améliorer les choses. En revanche, dans le cas d'une hyperthyroïdie, une grande partie de la T4 en excès se transformera en RT3 inactive pour limiter les dégâts... ! Que la nature est donc bien faite, quand on ne la bousille pas.

Malheureusement, ce système bénéfique en temps normal peut ne plus fonctionner dans certaines **situations pathologiques**, comme les affections aigues telles que l'infarctus du myocarde et les infections, comme récemment la Covid, ou encore certaines maladies chroniques dans lesquelles se formera essentiellement de la RT3 inactive avec des signes d'hypothyroïdie.

Certaines **médications** peuvent aussi inhiber la conversion de T4 en T3 et favoriser la formation de RT3 dont la concentration sanguine augmente au cours de ces traitements. Ce sont d'abord les antithyroïdiens de synthèse mais là, pas de problème puisque c'est justement l'effet recherché. En revanche, pour d'autres médicaments il s'agit d'un effet iatrogénique, indésirable, qui pourra nécessiter une correction. Certains sont couramment utilisés comme les corticoïdes dans les inflammations et les allergies, ou les bétabloquants en cardiologie. D'autres, en raison de leur forte teneur en iode, interagissent avec les hormones thyroïdiennes comme l'amiodarone ou les produits de contraste utilisés en radiologie. Il parait donc logique d'éviter leur utilisation avant de se précipiter sur la lévothyroxine...

Par ailleurs, il est très important de savoir que cette opération de désiodation est impossible en l'absence d'une quantité suffisante de **microcronutriments** comme, entre autres, le sélénium, le zinc, certaines vitamines B, les vitamines A et D, et des antioxydants (vitamines C et E). D'autre part, **divers facteurs** peuvent altérer cette transformation tels que le stress, les traitements à base d'œstrogènes, l'obésité, les problèmes hépatiques, l'excès de café ou d'alcool, le tabac, certains médicaments comme le lithium utilisé dans la dépression ou encore les toxiques (métaux lourds, pesticides, pyralènes, etc.). De plus, 20 % des hormones T4 sont activées dans notre **intestin**, ce qui impose qu'il soit en bonne santé avec une flore microbiotique de qualité.

On verra plus loin à quel point la prise en charge de ces éléments conditionne l'amélioration de la fonction de la thyroïde, voire l'efficience des traitements médicamenteux… quand elle ne permet pas tout bonnement de s'en dispenser ! En effet, le médicament de loin le plus prescrit en France dans l'hypothyroïdie, le Levothyrox®, est exclusivement constitué d'un analogue de la T4. On comprend donc aisément maintenant que si l'on se contente d'avaler son comprimé quotidien sans prendre garde aux facteurs indispensables à son activation en T3, l'efficacité de ce traitement restera évidemment plus que douteuse. Ce qui poussera à des augmentations de posologie parfaitement injustifiées.

Thyroïdite, une sorte d'allergie à soi-même !

Marquons un dernier temps mort pour conclure. Résumons ce que nous savons… La thyroïde fabrique en permanence des hormones, principalement de la T4 à partir d'un acide aminé, la tyrosine, et d'un minéral, l'iode, sous l'effet d'une enzyme, la TPO. Les hormones thyroïdiennes sont ensuite véhiculées dans les vaisseaux sanguins par des protéines transporteuses, l'albumine et les globulines, jusqu'aux sites d'action. Là, comme seule la T3 est active, la T4 doit être transformée en T3 par l'arrachage d'un atome d'iode sous l'effet de la désiodase et de ses cofacteurs micronutritionnels indispensables.

Par conséquent, il suffira en général de rectifier ses habitudes alimentaires pour retrouver un équilibre hormonal satisfaisant. Nous détaillerons un peu plus loin comment y parvenir en pratique courante.

Mais parfois, cela ne sera pas suffisant. La plupart des pathologies de la thyroïde sont des maladies auto-immunes. À elles seules, les thyroïdites d'Hashimoto et de Basedow touchent plus de 80% des malades.

Si l'on ne connait pas encore complètement le mécanisme responsable de la fabrication d'anticorps s'attaquant à nos propres organes en les empêchant de fonctionner correctement, on a découvert un certain nombre de pistes comme la détoxification ou la correction d'une hyperperméabilité intestinale, susceptibles d'améliorer considérablement la situation. C'est pourquoi, si l'on excepte la chirurgie dans un nombre infinitésimal de cas, une seule branche de la médecine m'apparait capable de prendre en soin, de manière cohérente et naturelle, votre problème thyroïdien : la micronutrition.

Mais avant de vous proposer quelques conseils de bon aloi, et de vous faire découvrir les 15 grands principes du bien-être thyroïdien, permettez-moi de vous indiquer les investigations complémentaires réellement utiles.

Histoire de vous éviter de subir des prescriptions souvent abusives…

*

* *

Quels examens et dans quels cas ?

Le premier conseil à donner est à la fois simplissime et fondamental. Si vous vous portez bien, ne faites aucun examen. Ne mettez-pas votre glande dans l'engrenage. De toutes façons, en matière de thyroïde, et quoiqu'on vous en dise, il n'est jamais trop tard pour agir.

Surtout pas de dosage à titre systématique de la TSH si vous n'avez ni antécédent thyroïdien, personnel ou familial, ni symptôme évocateur, si vous n'avez jamais subi d'irradiation cervicale et si vous ne prenez pas de médicament à risque, du genre amiodarone, lithium ou interféron. Cela surtout si vous êtes une femme et même en début de grossesse…

La TSH pour Traquer Systématiquement Hashimoto ?

En revanche, si vous présentez un ou plusieurs signes qui vous interpellent, en particulier un état de fatigue prédominant le matin, une baisse de votre élan vital, une tendance inexpliquée à la déprime, un gonflement du visage et des mains au réveil, une tendance à la frilosité, un ralentissement du transit intestinal, un assèchement de la peau, un problème de phanères (tout ce qu'on peut couper sans que ça fasse mal), ou si, au contraire, vous remarquez un amaigrissement hors de tout régime, des bouffées de chaleur, une transpiration excessive et diffuse, une tendance à la diarrhée, une accélération ou une irrégularité de votre rythme cardiaque, consultez votre médecin traitant pour un dosage de la **TSH**.

Dans un premier temps, il est recommandé de ne faire que ce dosage pour une première vision globale du fonctionnement thyroïdien.

Si votre TSH est normale…

… c'est-à-dire si elle se situe entre 0,4 et 4,4 mUI/L, ce qui représente une fourchette généralement admise et facile à mémoriser, ne faites rien ! Vous n'avez aucun problème thyroïdien et vos symptômes ont une autre origine, qu'il faudra évidemment rechercher avec précision.

Si votre TSH sort de la fourchette, soit vers le bas, soit vers le haut, votre médecin devra compléter l'analyse. Inutile de refaire un prélèvement sanguin. Les laboratoires d'analyses médicales ont l'obligation de conserver un tube de votre sang qu'ils utilisent pour effectuer les analyses complémentaires éventuelles.

Petite remarque acerbe du médecin rebelle que je suis… Sous la pression des fabricants de *lévothyroxine*, la valeur maximale de la TSH diminue progressivement. Elle est passée de 5 mUI/L il y a trente ans à 3 mUI/L aujourd'hui et même 2,5 mUI/L pour les femmes enceintes. Le but, inavoué car inavouable, est de traiter le plus grand nombre possible de personnes et d'engranger un maximum de royalties dans les années à venir. Alors résistez !

Si votre TSH est basse…

Dans le cas où la TSH est inférieure à 0,4 mUI/L, on dosera la **T4 libre** (T4L), et simultanément la **T3 libre** (T3L) pour éviter d'y revenir. Si elles sont normales, on se contentera de refaire un dosage quelques semaines plus tard. Une simple surveillance suffira. Attention toutefois au risque de trouble du rythme si vous avez de plus de 60 ans, ce qui vous impose la prudence.

Par contre, si T4L et T3L sont élevées, il s'agit d'une hyperthyroïdie avérée. Dans ce cas il est impératif de rechercher la présence d'anticorps *anti-récepteurs de la TSH* (abréviation « **TRAK** »). S'ils sont présents, c'est une maladie de Basedow et aucun examen n'est nécessaire chez votre radiologue. Si le test est négatif, il s'agit d'une autre cause à rechercher par des investigations supplémentaires que votre médecin vous prescrira.

Si votre TSH est augmentée…

Dans le cas inverse où la TSH est nettement élevée, au-delà de 10 mUI/L, avec des T4L et T3L diminuées, vous présentez une hypothyroïdie vraie. Votre médecin ordonnera une recherche des anticorps *antithyroperoxydase* (abréviation « **ATPO** ») dont la positivité confirmera le diagnostic de thyroïdite lymphocytaire, soit, le plus souvent, avec une thyroïde de volume normal ou augmenté (Hashimoto), soit parfois sous une forme atrophique.

Il existe un seul cas de figure, rare, où la TSH est très haute… et les hormones thyroïdiennes aussi ! C'est quand l'hypophyse sécrète énormément de TSH à cause d'une tumeur glandulaire qu'on appelle un adénome. On parle alors d'hyperthyroïdie d'origine centrale.

Enfin, si la TSH n'est que modérément augmentée, entre 4,4 et 10 mUI/L, on renouvellera son dosage plusieurs semaines plus tard en y associant la T4L, la T3L et les ATPO. Il est capital de savoir que cette situation est extrêmement fréquente et souvent transitoire. La TSH, la T4L et la T3L peuvent être modifiées en l'absence d'une quelconque pathologie thyroïdienne. Toutes les maladies générales, aigües ou chroniques sont susceptibles de s'accompagner de perturbations hormonales temporaires, en particulier les infections.

Il est donc tout-à-fait anormal, voire condamnable, de mettre des personnes sous *lévothyroxine* de façon définitive sur une simple modification passagère de la TSH.

Qu'en est-il des autres examens complémentaires ?

Ils sont le plus souvent inutiles ou indiqués dans des circonstances spécifiques. La multiplication de leurs prescriptions au cours des dernières décennies est responsable du surdiagnostic de pathologies thyroïdiennes inexistantes, avec, par voie de conséquence, des interventions chirurgicales souvent excessives et des traitements médicaux majoritairement inadaptés ou abusifs.

Ainsi, sur le plan biologique, le dosage de la **thyroglobuline** ne doit être utilisé que dans la surveillance des cancers thyroïdiens opérés. La recherche des **anticorps anti-thyroglobuline** n'a que peu d'intérêt en pratique clinique en raison de leur fréquente positivité dans la population générale.

Le dosage de l'hormone **calcitonine** n'a réellement d'indication que dans l'exploration préopératoire d'un nodule thyroïdien suspect. Elle joue alors le rôle de marqueur spécifique du très rare cancer médullaire de la thyroïde et son élévation peut modifier le geste chirurgical.

L'**échographie** est très utilisée en France par rapport à de nombreux autres pays dont les USA. Elle n'apporte rien dans le diagnostic et le traitement des maladies auto-immunes de la thyroïde (Hashimoto et Basedow) qui à elles-seules représentent plus de 80% de l'ensemble des pathologies thyroïdiennes.

De même, faire pratiquer une échographie chez quelqu'un alors que la palpation du cou ne met en évidence ni nodule, ni goitre représente une faute car la prévalence des nodules thyroïdiens est très importante dans la population générale et augmente avec l'âge. Au-delà de 50 ans, au moins la moitié des femmes ont un ou plusieurs nodules thyroïdiens à l'échographie !

La pratique massive et inappropriée de cet examen a révélé des tas de nodules sans conséquence provoquant des répétitions d'examens inutiles et coûteux, une angoisse durable chez les patientes et surtout un nombre scandaleux de thyroïdectomies injustifiées.

D'autant que cet abus s'est accompagné d'un surdiagnostic de cancers thyroïdiens et singulièrement des micro-cancers papillaires latents, sans aucun risque de se manifester du vivant de la personne, et dont l'ablation n'apportait aucun bénéfice à l'opérée, sinon le droit de prendre définitivement son comprimé de *lévothyroxine*… ! Pour des raisons similaires et tout aussi inacceptables, les prostates masculines ont connu pendant des décennies le même sort que les thyroïdes féminines.

Ces éléments ont conduit en 2017 à la mise en place d'une *task force* internationale qui déconseille désormais les échographies thyroïdiennes systématiques, demande de respecter les micronodules et de bien peser la balance bénéfice-risque avant toute chirurgie afin de limiter le surdiagnostic et les conséquences des opérations inutiles.

En revanche, l'échographie reste l'examen radiologique de choix devant une suspicion clinique de nodule thyroïdien ou dans le bilan d'un goitre.

S'agissant d'un examen morphologique, seule la **scintigraphie** par injection d'iode 123 radioactif permettra, mais uniquement dans un second temps, d'apprécier le caractère fonctionnel (*chaud*) ou non (*froid*) du nodule. On ne pratique cet examen que si la TSH est clairement abaissée.

Enfin, la **cytoponction** s'est imposée depuis quelques années comme une technique fiable, rapide et peu invasive, permettant de trier par degré de risque les nodules de plus d'un centimètre, présentant des caractères suspects. On utilise depuis 2009 la classification internationale de Bethesda qui reconnait six catégories cytologiques associées à un risque de malignité spécifique pour chacune d'entre elles. Elle propose pour chaque catégorie des recommandations adaptées, telles que suivi clinique, répétition de la ponction, lobectomie, ou thyroïdectomie

L'ensemble de la démarche décrite ici est parfaitement conforme aux données actuelles de la science et aux directives de la Haute Autorité de Santé. Le médecin qui s'occupe de vous est censé suivre cet algorithme simple, à la portée de tout individu normalement cortiqué. Tout écart ou interprétation personnelle de ces règles basiques de bonnes pratiques médicales seraient de nature à engager la responsabilité civile professionnelle de leur auteur. On peut espérer qu'à l'avenir ne seront prises en charge par la Médecine et la Chirurgie que les pathologies avérées et que cessera le recrutement abusif de clients pour les propulser à l'insu de leur plein gré dans le redoutable marché de la substitution hormonale.

Des examens utiles auxquels on ne pense pas assez...

Avant de conclure ce chapitre, je souhaite insister sur deux examens peu prescrits en pratique courante, et pourtant indispensables, à mon sens et selon mon expérience, pour vivre en paix avec une thyroïde « paresseuse », spontanément ou après traitement.

Le premier consiste à rechercher une carence en iode, cause fréquente d'hypothyroïdie, singulièrement dans les régions géographiquement éloignées des zones littorales et à l'abri des vents marins. Il s'agit de l'**iodurie** qui correspond à la mesure de la quantité d'iode excrétée dans les urines des 24 heures. Ce test, facile à réaliser, indolore et pas cher car effectué une seule fois au début de la prise en charge, est jugé certainement trop désuet par les nouvelles générations de spécialistes qui ne le prescrivent pas, préférant le réserver aux études épidémiologiques à l'échelle des populations.

Pourtant, comme on l'a vu dans le chapitre précédent, l'iode est absolument indispensable au bon fonctionnement de la thyroïde. Apporté par l'alimentation, il est rapidement absorbé au niveau digestif, passe dans la circulation et se retrouve en grande partie dans la thyroïde avant d'être éliminé par voie urinaire. Ainsi l'iodurie représente le meilleur indicateur de l'apport en iode.

Cet examen devrait être pratiqué obligatoirement en cas de trouble de la fonction thyroïdienne, dans un sens ou dans l'autre, mais surtout en cas d'hypothyroïdie. L'iodurie s'exprime en µg (microgrammes) par litre d'urine, sachant qu'en 24 heures on élimine *grosso modo* un litre et demi d'urine, chiffre évidemment variable selon le sexe, la boisson, l'activité ou la température extérieure.

Si cette iodurie est **inférieure à 100 µg/L**, on présente une carence en iode et donc forcément une difficulté à fabriquer les hormones thyroïdiennes. Cette situation peut même être catastrophique chez les femmes enceintes (fausse couche, retard mental, insuffisance staturo-pondérale ou risque de mort périnatale du bébé). Le crétinisme dans les zones montagneuses et le goitre congénital ont disparu à la suite de l'adjonction systématique d'iode dans le sel de table.

A l'inverse, si l'iodurie **dépasse 400 µg/L** on est en présence d'une surcharge iodée. Beaucoup plus rare que l'autre circonstance, elle résulte en général de conséquences iatrogéniques, c'est-à-dire liées aux soins, telles que la prise de certains médicaments comme l'amiodarone pour le rythme cardiaque, l'abus d'antiseptiques à base d'iode ou les suites d'examens radiographiques avec produits de contraste. Certaines expositions professionnelles imposent aussi une surveillance régulière par l'iodurie.

Enfin, le dernier examen particulièrement intéressant à mes yeux est le bilan **micronutritionnel et radicalaire**. On débute la consultation de micronutrition par l'analyse de vos habitudes alimentaires.

Vous remplissez plusieurs auto-questionnaires. Rassurez-vous, vous ne le faites qu'une fois au tout début ! On vous propose ainsi le **QDM** (Questionnaire des Déficits Micronutritionnels) dans lequel on recherche certains symptômes cliniques caractéristiques dont vous notez l'intensité par un score de 0 à 3. Il s'agit de la fatigue, de troubles de l'humeur, digestifs, articulaires, infectieux, circulatoires ou cutanés. On recherche aussi une consommation de tabac ou d'alcool, la prise de médicament, une contraception par pilule ou stérilet.

Puis on évalue votre score **DNS** pour savoir où vous en êtes avec vos principaux neuromédiateurs (Dopamine, Noradrénaline, Sérotonine).

On complète par une étude de vos **habitudes alimentaires** en vous demandant combien de fois par semaine vous consommez tel ou tel type d'aliment afin d'établir votre équilibre alimentaire sur une journée en nombre de portions à chaque repas, des principaux groupes que sont : l'eau (groupe 1) ; les protéines (groupe 2) ; les laitages (groupe 3) ; les céréales (groupe 4) ; les fruits et légumes (groupe 5). Quant au dernier groupe, il ne porte pas de numéro car on préfère l'éliminer, vu qu'il s'agit des sucreries et boissons sucrées.

On termine avec le Questionnaire de Vulnérabilité Digestive (**QVD**) qui vous interroge sur vos antécédents familiaux et personnels pouvant retentir sur la sphère intestinale et, par voie de conséquence, sur de potentielles maladies auto-immunes. Vous signaler ici vos antécédents d'allergie, d'eczéma, d'urticaire, d'asthme, de Crohn, de maladie cœliaque, de rhumatisme inflammatoire, psoriasis, infection ou inflammation digestive, etc… Vous y ajoutez les perturbations dont vous souffrez actuellement sur le plan général ou organique, comme les symptômes thyroïdiens.

À cette enquête, beaucoup plus rapide à remplir qu'elle n'en a l'air, d'autant que cela peut se faire à domicile préalablement à la consultation, on associe un bilan sanguin particulièrement pointu, sous le contrôle d'un médecin spécialisé en la matière, fournissant lui aussi une foule d'informations concernant votre « terrain », votre état nutritionnel et vos éventuels déficits en micronutriments essentiels.

En particulier, on établira votre **phénotype inflammatoire**, antiradicalaire (SOD, GPX, ORO, CRP, PAB, ALB, PINI) et le profil des acides gras érythrocytaires. On pourra également doser certaines **vitamines** et des **oligoéléments** comme le zinc, évaluer les intolérances alimentaires en dosant les immunoglobulines spécifiques et pratiquer un test sur les urines pour savoir si l'alimentation a un effet acidifiant.

Ce bilan n'est pas remboursé par l'assurance-maladie mais on le fait une fois pour toutes et il apporte des renseignements capitaux pour une prise en charge adaptée, efficace et véritablement personnalisée. Seuls certains laboratoires d'analyses médicales sont habilités à le faire. Vous devrez peut-être vous rendre dans une grande ville voisine, d'autant qu'il est préférable d'effectuer les prélèvements sur place. Cependant l'amélioration des techniques permet aujourd'hui d'envoyer les tubes à condition que l'analyse se fasse dans les trois jours.

Encore une fois, votre soignant micronutritionniste sera à même de vous assister dans ce labyrinthe très technique et complexe, puis de vous expliquer les résultats et de vous accompagner dans le suivi. En tous cas, je peux vous assurer que cela vous sera d'un précieux secours dans tous les cas de figure, en particulier s'il existe une discordance entre votre TSH et votre ressenti personnel… !

Comment bien soigner sa thyroïde ?

Les conseils qui vont suivre tiennent compte des Directives Internationales de base, de mes nombreuses lectures scientifiques, de ma collaboration à des revues de santé naturelle et de ma longue expérience personnelle.

Ils s'adressent à la majeure partie des personnes en souffrance avec leur thyroïde, mais ne prétendent ni résoudre tous les problèmes, ni surtout se substituer à un suivi médical correct. Pour les lectrices et les lecteurs de mon livre qui ne trouveraient pas de réponse adéquate dans ces quelques pages, je pourrai continuer, comme je le fais déjà depuis plusieurs mois, à leur donner un avis plus ciblé sur mon blog et ultérieurement sur ma page Facebook d'auteur.

Dans la mesure, évidemment, de mes disponibilités temporelles de néo-retraité, actif et surbooké…

En préambule, je rappelle qu'il est inutile, voire déconseillé, d'effectuer des examens thyroïdiens systématiques ou injustifiés. En effet, c'est à ce moment-là que les ennuis risquent fort d'arriver. Il n'y a jamais ni urgence, ni impératif à doser la TSH chez une personne sans antécédent spécifique et ne se plaignant de rien. Ni à réaliser une échographie quand la palpation thyroïdienne est normale. C'est probablement en endocrinologie thyroïdienne que le premier des principes hippocratiques, « **d'abord ne pas nuire** » a été le plus souvent oublié, voire bafoué !

Il existe une autre situation très répandue... Vous vous portez comme un charme et, à l'occasion d'un examen de routine, votre généraliste, parce qu'il est consciencieux et méticuleux, vient de palper votre thyroïde. Il y découvre, par le plus grand des hasards, une petite tuméfaction que vous n'aviez pas remarquée. Il dose aussitôt votre TSH. Vous êtes en « euthyroïdie », ce qui signifie que votre bilan hormonal est normal et que votre glande-papillon vole très bien malgré une ou plusieurs boules dans les ailes. Pas d'angoisse, vous êtes loin d'être seul(e). À ce stade, aucun traitement mais une simple surveillance.

Dans la quasi-totalité des cas, votre thyroïde ne doit être soignée que si vous êtes en excès ou en manque d'hormones thyroïdiennes...

Si vous êtes en hyperthyroïdie...

La situation a de bonnes chances de se normaliser sous traitement. Trois protocoles thérapeutiques sont utilisés depuis des décennies : les médicaments antithyroïdiens de synthèse, l'iode radioactif ou le traitement chirurgical. Comme pour les mousquetaires, un quatrième s'est ajouté plus récemment.

Les **antithyroïdiens de synthèse** réduisent la production d'hormones par la thyroïde. Ils permettent d'obtenir des valeurs normales en 3 à 8 semaines. Un traitement d'entretien doit ensuite être poursuivi pendant plusieurs mois avec des analyses sanguines régulières en dosant bien sût la TSH et les hormones thyroïdiennes, mais aussi la numération-formule sanguine (essentiellement le nombre de globules blancs) ainsi que les enzymes hépatiques en raison des possibles effets secondaires. Ce traitement permet d'obtenir des rémissions parfois longues, voire des guérisons. Il doit être privilégié en première intention.

Le **traitement par iode radioactif** se fait au cours d'un bref séjour hospitalier de 2 à 5 jours dans un service de médecine nucléaire. Il consiste à avaler une gélule unique d'iode 131 avec un grand verre d'eau. Il agit en détruisant tout ou partie des cellules de la thyroïde. Il n'est efficace qu'après un à deux mois, parfois après un temps un peu plus long. Il est contre-indiqué pendant la grossesse et nécessite une contraception efficace lorsqu'il est préconisé chez la femme jeune. Il arrive souvent que ce traitement ait un résultat plus puissant que l'effet recherché et provoque alors un état permanent d'hypothyroïdie.

L'**intervention chirurgicale** consiste à enlever la thyroïde (thyroïdectomie) sous anesthésie générale. L'ablation peut être soit partielle, quand on retire un seul lobe de la glande et l'isthme reliant les deux lobes, soit totale. Celle-ci sera dite « élargie » si des ganglions du cou sont aussi retirés. Évidemment, l'exérèse totale entrainera obligatoirement la nécessité d'un traitement hormonal à la fois substitutif et définitif. Ce qui n'est pas forcément le cas d'une amputation partielle, laquelle devra toujours être préférée dans la mesure du possible à l'ablation totale, d'autant que des séquelles sont possibles avec cette dernière, allant de la cicatrice hypertrophique aux troubles de la déglutition en passant par une modification de la voix qui devient rauque, cassée ou éteinte, ce qui peut imposer une rééducation orthophonique. En outre, les parathyroïdes, toutes petites glandes se situant, comme leur nom l'indique, à proximité immédiate de la thyroïde, peuvent être lésées pendant l'opération. La parathormone n'est alors plus sécrétée, ce qui induit des troubles du métabolisme calcique et la nécessité d'une prescription couplée de calcium et de vitamine D.

La **thermoablation par laser** est une technique récente destinée à traiter les nodules thyroïdiens bénins en alternative à la chirurgie, dans des cas bien sélectionnés. Elle concerne les nodules de taille suffisante pour entraîner une gêne fonctionnelle, telle qu'une difficulté pour avaler, une impression d'avoir une masse dans le cou, ou une gêne esthétique susceptible d'être socialement perturbante. Le traitement se déroule sous anesthésie locale en introduisant une aiguille de petit calibre dans le nodule thyroïdien, puis à travers l'aiguille, une fibre laser très fine provoquant la destruction du nodule en quelques minutes. Le geste permet d'éviter l'anesthésie générale et donc l'hospitalisation, ainsi que la plupart des complications opératoires.

Le **choix du traitement** sera établi en fonction de la cause de l'hyperthyroïdie et adapté à chaque cas.

Pour la maladie de Basedow, ce sera le plus souvent un traitement par antithyroïdiens de synthèse prescrit pendant un à deux ans, soit à doses dégressives après une posologie d'attaque, soit à doses plus fortes en ajoutant de la lévothyroxine pour compenser l'hypothyroïdie produite par le traitement. À l'arrêt du traitement, la production d'hormones thyroïdiennes redevient normale sans traitement. Une rechute peut survenir parfois au cours de la première année, car ce traitement n'agit pas sur la cause. En effet la maladie de Basedow est une maladie auto immune responsable de la production d'auto-anticorps qui s'attaquent à la thyroïde. Nous verrons ultérieurement comment combattre naturellement cette auto-immunité. Dans le cas d'une récidive après utilisation des antithyroïdiens de synthèse, un traitement par iode radioactif pourra être proposé, de préférence à une intervention chirurgicale, selon l'âge de la personne et la situation médicale. Un traitement substitutif par hormone thyroïdienne sera alors certainement nécessaire pendant toute la vie en suivant les conseils donnés un peu plus loin pour l'hypothyroïdie.

Les autres causes d'hyperthyroïdie sont plus rares et moins difficiles à gérer.

Je citerai l'adénome toxique ou le goitre multinodulaire dont le traitement a recours à l'iode radioactif ou à la chirurgie ; l'hyperthyroïdie induite par un médicament qui disparait à l'arrêt du produit en cause ; la thyroïdite de Quervain où l'on fera appel aux anti-inflammatoires en attendant la guérison ; la thyrotoxicose gestationnelle transitoire dans laquelle le repos est en général suffisant, associé éventuellement à des bêta-bloquants pour traiter la tachycardie jusqu'à la régression spontanée de l'hyperthyroïdie.

La grossesse d'une femme ayant été traitée pour une maladie de Basedow doit être particulièrement suivie car les anticorps anti-récepteurs de la TSH de la mère persistent après l'arrêt du traitement par antithyroïdiens de synthèse ou après chirurgie de la thyroïde. Lors de la grossesse, ces anticorps passent la barrière placentaire et peuvent entraîner l'apparition d'une hyperthyroïdie chez le fœtus.

Ainsi le traitement de l'hyperthyroïdie est souvent simple et efficace, mais tend à provoquer tôt ou tard une destruction définitive de la glande et, par conséquent, le passage en **hypothyroïdie définitive**. En effet, la mauvaise nouvelle, c'est que, quand il ne reste plus du tout de tissu thyroïdien, ça ne repousse pas. Contrairement à ce que l'on veut trop souvent faire croire aux malades pour leur faire accepter un traitement radical. Tout enlever ou tout détruire représente la solution de confort et de tranquillité… pour le thérapeute. Ni rechute, ni récidive. Forcément. Et aucun risque de vilaine plainte ou de mauvais procès de la part d'un insatisfait procédurier. Juste un petit comprimé tous les jours et une surveillance médicale à vie. Que du bonheur !

On conseillera donc aux futurs hyperthyroïdiens de sauvegarder au maximum et le plus longtemps possible leur tissu glandulaire. De ne pas hésiter à prendre trois avis différents. Pourquoi trois ? Parce que c'est la base d'une décision collégiale au sens médico-légal du terme et qu'il s'agit du plus petit nombre impair après le chiffre un. C'est la règle des 3 juges dans les tribunaux ou des 3 devis dans les marchés publics. Il faudra les choisir de préférence dans des spécialités différentes (endocrinologue, oncologue, spécialiste en médecine nucléaire, chirurgien) selon la pathologie causale et, si possible, n'ayant entre eux ni réseau, ni lien d'intérêt, comme de travailler dans la même clinique par exemple. L'un des trois devra impérativement être votre médecin traitant, celui en qui vous avez mis toute votre confiance, celui qui vous accompagnera tout au long de votre parcours.

Si le mal est déjà fait et que, pour de bonnes ou de mauvaises raisons, vous en êtes réduit à avaler quotidiennement votre comprimé de Levothyrox® ou équivalent, pas de panique ! Vous êtes trois millions en France et plus de cent millions en Europe. La plupart se portent parfaitement bien. Ce sera certainement votre cas si vous vous appropriez les conseils simples, naturels et de bon sens apportés dans les pages suivantes…

Si vous êtes en hypothyroïdie...

Soit, comme on vient de le voir, vous êtes passé(e) par la case « hyperthyroïdie » et, sous l'effet du traitement, vous n'avez plus de thyroïde, soit vous êtes entré(e) dans le jeu directement via la grande porte « hypothyroïdie ». Dans les deux situations, vous allez vous retrouver sous *lévothyroxine*. Certainement à vie dans le premier cas et peut-être temporairement dans le second, mais les conseils donnés dans les pages suivantes vous seront toujours bénéfiques.

Ce qui suit est capital à bien comprendre pour que votre thyroïde ne vous rende pas la vie trop inconfortable. Le drame ne réside pas dans le fait d'avaler tous les jours un comprimé. Après tout, tant de personnes le font quotidiennement pour soigner leur tension, leur diabète ou leur cholestérol... Tant de femmes avalent consciencieusement leur pilule contraceptive... Tant de gens ingurgitent sans contrôle des complexes vitaminiques parfois surdosés au point d'en devenir dangereux.

En fait, le problème essentiel se trouve dans l'obsession de trop nombreux médecins à vouloir, à tout prix, normaliser la TSH en jouant sur la posologie du médicament selon résultats de vos analyses hormonales, mais sans s'intéresser à votre ressenti. Alors pour que vous vous sentiez bien et que votre médecin soit satisfait en s'imaginant que c'est grâce à lui, respectez de votre mieux les grands principes que j'ai listés dans les pages suivantes.

Ces principes synthétisent à la fois des recommandations bien établies et des découvertes scientifiques plus récentes. Ils s'appliquent aux pathologies thyroïdiennes mais constituent d'excellentes règles micronutritionnelles et des préceptes d'hygiène de vie pour l'ensemble de la population.

Suivez ces conseils à la lettre et je vous garantis au moins une stabilisation de votre état global de santé et probablement un mieux-vivre dans une harmonie retrouvée avec votre thyroïde.

*
* *

Les grands principes naturels du bien-être thyroïdien

J'en ai listé quinze comme le nombre de joueurs d'une équipe de rugby, un sport que j'ai longtemps pratiqué et qui symbolise parfaitement la complémentarité et l'interactivité.

1) Confiez votre santé à un(e) micronutritionniste

La micronutrition représente une branche de la médecine qui s'intéresse précisément aux oligoéléments, aux vitamines et à tous les micronutriments qui n'apportent aucune calorie mais sont indispensables au bon fonctionnement de notre organisme, synonyme de bien-être physique et psychique. Il s'agit d'une spécialité médicale validée par un diplôme interuniversitaire, lequel n'est accordé qu'à des professionnels de santé diplômés d'État. Dénommée également Alimentation-Santé, la micronutrition présente tous les avantages de la naturopathie, la validation scientifique en plus.

Si la personne micronutritionniste est médecin, dentiste ou sage-femme, elle sera habilitée à vous faire toutes les prescriptions nécessaires à votre suivi. Sinon, elle pourra vous accompagner aux côtés de votre thérapeute habituel qui se chargera des ordonnances.

Les coordonnées de ces micronutritionnistes peuvent être trouvées sur des annuaires professionnels ou auprès des organismes officiels, ou encore sur recommandation. Je lance ici un appel aux micronutritionnistes diplômé(e)s pour les inciter à m'adresser, si cela les intéresse, leurs coordonnées sur la page contact de mon blog pour que je puisse constituer un listing par région afin d'aider les personnes en recherche de spécialistes.

2) Fournissez à votre thyroïde sa matière première obligatoire

Je précise dès le départ que ce principe est le seul qui ne s'adresse pas à vous si vous n'avez plus du tout de thyroïde, soit parce qu'elle a été totalement détruite, irradiée ou ôtée, soit en raison d'une atrophie complète. Vous devrez dès lors prendre *ad vitam aeternam* de la T4 préfabriquée puisqu'il vous sera désormais impossible de la synthétiser. J'insiste cependant, même si vous êtes dans ce cas, pour que vous suiviez tous les autres principes micronutritionnels qui vous seront de la plus grande utilité pour équilibrer votre santé.

Par contre, si vous avez toujours votre thyroïde, ou si vous avez réussi à en conserver au moins une partie, ce paragraphe vous concerne directement, que vous preniez ou non de la *lévothyroxine*. D'ailleurs, en appliquant mes conseils, vous pouvez espérer une diminution de votre posologie voire, pourquoi pas, une suppression de la prescription, surtout si celle-ci a été instaurée de manière abusive.

Comme nous l'avons vu précédemment, la thyroïde fabrique presqu'exclusivement de la T4 qui est la forme de stockage de l'hormone thyroïdienne. Celle-ci s'accumule dans la thyroïde avant d'être envoyée dans les organes et tissus en fonction des besoins.

La T4 étant constituée d'iode et de tyrosine, sa synthèse par la thyroïde ne pourra évidemment s'effectuer que si vous lui apportez ces deux éléments en quantité suffisante.

L'apport journalier recommandé en **iode** pour un adulte est de 150 µg que l'on porte à 200 µg chez la femme enceinte ou allaitante. Cet apport ne peut se faire que par voie alimentaire. Il est donc indispensable de consommer régulièrement les produits qui en contiennent. Je citerai évidemment les fruits de mer (langoustines, homard, crabe, coquillages, huîtres), les poissons (aiglefin, saumon, morue, sardine) et les algues (kombu royal, wakamé, haricot de mer, dulse, laitue de mer, nori). Attention, la spiruline est une algue d'eau douce dont la teneur en iode est nulle, bien qu'elle recèle, par ailleurs, de multiples qualités micronutritionnelles. Je n'oublie pas de citer aussi les œufs, le lait et certains produits laitiers (dont le roquefort). Enfin, le sel de table enrichi en iode doit être utilisé avec prudence en raison de ses risques sur le plan cardio-vasculaire et de sa consommation limitée à 5 grammes par jour.

Parallèlement, il faudra éviter les aliments dits « goitrogènes ». Ceux-ci, lorsqu'ils sont consommés en très grande quantité, inhibent la captation de l'iode par la glande thyroïde, ce qui empêche la fabrication normale des hormones thyroïdiennes. Il s'agit principalement des crucifères (le chou de Bruxelles, le chou, le chou-fleur, le brocoli, le chou frisé, les feuilles de moutarde, le rutabaga, le radis, le raifort, etc.), du manioc, des patates douces, des graines de soya, des arachides et du millet. Leur incorporation dans la nutrition ne doit se faire que de façon limitée en cuisant suffisamment tout ce qui peut l'être afin d'atténuer cet effet délétère sur la synthèse hormonale.

Par ailleurs, je considère comme anormal voire relativement choquant, et pourtant très habituel, de prescrire du Levothyrox® sur un dosage de TSH un peu haut… sans avoir auparavant effectué une iodurie dans les urines des 24 heures, à la recherche d'une carence. Ni même posé simplement la question sur les goûts et dégoûts alimentaires en quête d'un déficit nutritionnel. Si celui-ci est confirmé, il suffira d'augmenter la portion d'aliments iodés pour normaliser la TSH avant de se jeter précipitamment sur une substitution médicamenteuse pérenne.

Parfois l'alimentation habituelle ne permet pas un apport suffisant en iode, pour cause, par exemple, de dégoût du poisson ou d'allergie aux crustacés. Il faut alors impérativement recourir aux compléments micro-nutritionnels, en particulier en cas de grossesse au cours de laquelle une supplémentation systématique en iode est préconisée pour favoriser le développement psychomoteur du bébé.

Enfin, je voudrais signaler une erreur souvent commise et très dommageable. Certaines personnes écartent les apports iodés parce qu'on leur a déclaré un jour qu'elles étaient « allergiques à l'iode ». Tout-le-monde est aujourd'hui d'accord pour dire que l'allergie à l'iode, en tant que minéral, n'existe pas. On réagit uniquement aux molécules qui accompagnent l'iode, c'est-à-dire l'aliment ou le médicament qui le contient. On peut ainsi être allergique à un produit de contraste radiologique et manger du poisson marin sans problème. En tous cas, aucun souci pour prendre un complément nutritionnel contenant de l'iode.

La **tyrosine** est un acide aminé capital, bien que considéré comme non essentiel car pouvant être élaboré par l'organisme à partir de la phénylalanine. Il est intéressant de noter que cette tyrosine, outre son rôle dans la construction des hormones thyroïdiennes, sert à synthétiser ce qu'on appelle les catécholamines, comme l'adrénaline, la noradrénaline ou la dopamine, dont la déficience provoque une fatigabilité anormale, une perturbation de l'humeur et de la motivation allant jusqu'à l'état dépressif, des troubles de l'attention et de la mémoire, signes quasiment toujours retrouvés en début d'hypothyroïdie. C'est dire toute l'importance de son apport en quantité suffisante.

Les aliments les plus riches en tyrosine sont la viande (bœuf, agneau, porc, poulet et dinde) ; le poisson (saumon, thon, maquereau, flétan, haddock, morue) et les crustacés (crevettes, crabe) ; le fromage, surtout le parmesan, mais aussi le gruyère, l'édam, la mozzarella, le fromage bleu et le chèvre ; les œufs et produits laitiers (lait, yogourt, crème, beurre) ; les graines (citrouille, sésame, tournesol, chia, lin) et les noix (cacahuètes, noix, amandes, noix de pin) ; les haricots (blancs, rouges, noirs), les lentilles, les pois cassés et les pois chiches, les fèves ; les grains et céréales (riz, mil, boulgour, quinoa, couscous, orge, avoine).

Parmi les aliments riches en tyrosine, ceux à base de soja sont fréquemment cités. Cependant, je vous déconseille vivement d'en abuser car ils contiennent une forte teneur en isoflavones, une famille de phytœstrogènes. Or, ceux-ci, du fait de leur similitude morphologique avec les œstrogènes féminins, jouent un rôle défavorable sur la fonction thyroïdienne. Sans oublier leur contre-indication formelle en cas d'antécédents personnels ou familiaux de cancer gynécologique. Pour ces raisons, les autorités sanitaires appellent à une consommation modérée de soja, d'environ 50 à 100 g quotidiennement. Cela correspond à un seul produit par jour, un verre de lait, un yaourt ou une portion de tofu, ce qui semble raisonnable.

On constate donc que les produits de la mer pour l'iode et les protéines d'origine animale pour la tyrosine constituent les deux « mamelles » de l'alimentation de l'hypothyroïdien. Si le régime végétarien peut fournir des apports iodés et protéiques intéressants par les algues, les œufs et les produits laitiers, par contre le végétalisme et sa variante, le véganisme, sont à proscrire en cas d'hypothyroïdie en raison de la difficulté, voire l'impossibilité, à approvisionner la thyroïde en ressources suffisantes. Ce qui impose alors le recours aux compléments nutritionnel à base de L-Tyrosine.

Dans ce cas, certains points importants doivent être précisés. Il faut d'abord savoir que, comme souvent, l'excès de supplémentation artificielle peut se montrer autant, sinon plus préjudiciable que l'insuffisance. Une posologie quotidienne d'une gélule dosée à 500 mg de tyrosine conviendra dans la majorité des cas, à prendre de préférence dans l'heure suivant le réveil et, le cas échéant, en même temps que l'iode. Prudence chez les personnes traitées par la lévodopamine pour une maladie de Parkinson car la tyrosine entre en compétition avec ce médicament au niveau de l'intestin, diminuant son absorption et par conséquent son efficacité. Enfin la supplémentation devra se faire par périodes de trois mois au maximum avec des interruptions assez longues pour éviter l'apparition d'effets secondaires essentiellement digestifs à type de nausées, vomissements, diarrhée, mais aussi des contractures musculaires, singulièrement au niveau du cou ou des épaules et parfois un état de nervosité.

Dernière petite remarque… Pour des raisons inverses facilement compréhensibles, les personnes en hyperthyroïdie ayant bénéficié d'un traitement conservateur par les antithyroïdiens de synthèse, auront tout intérêt à éviter les aliments précités, en particulier ceux riches en iode, sans les supprimer totalement mais en les limitant, par exemple à une fois par semaine. Cela dans le but, comme vous l'avez deviné, de couper le carburant à une thyroïde en surchauffe.

Nous voilà donc avec notre dose de T4. Certains d'entre nous l'ont fabriquée eux-mêmes grâce au contenu de leur assiette. D'autres l'ont reçue en avalant leur comprimé ou leurs gouttes avec un peu d'eau. À ces personnes traitées par *lévothyroxine*, je souhaite donner un conseil assez méconnu mais très utile. La bonne absorption de ce médicament au niveau intestinal impose qu'il soit pris à l'écart des autres thérapeutiques orales et des aliments. Pour cela, il est bien plus logique de prendre votre traitement au coucher, au moins deux heures après le dernier repas, plutôt qu'avant le petit-déjeuner. Ce changement d'habitude présente plusieurs avantages. D'abord cela augmente la biodisponibilité du produit et donc forcément son efficacité. Ensuite, en cas d'oubli, inutile d'attendre la prise suivante 24 heures plus tard. On pourra la prendre entière si on se réveille la nuit ou à demi-dose si l'on ne s'en rend compte que le lendemain matin. Enfin, elle est adaptable quel que soit le rythme de vie ou de travail puisque beaucoup de nos concitoyens ont des horaires décalés, voire inversés, et qu'ils ont le droit de ne pas être oubliés.

3) Apportez à votre glande les oligoéléments recommandés

Maintenant que nous avons la T4 dans notre sang, sommes-nous plus avancés ? Non, car telle quelle, elle ne sert pas à grand-chose. En effet, rappelons-nous qu'il s'agit d'une prohormone, le précurseur inactif de la T3. Pour faire son job, la T4 devra donc être activée par l'arrachage d'un atome d'iode. Cette désiodation se produit sous l'action d'une enzyme, la bien nommée *désiodase*.

Comme la flamme a besoin d'oxygène pour brûler, la réaction de désiodation nécessite des comburants pour s'accomplir. Plusieurs s'avèrent fortement recommandés. Les méconnaitre équivaut pratiquement à jeter à la poubelle votre dose journalière de *lévothyroxine*. Quels sont-ils ?

Pour booster naturellement la thyroïde, l'alimentation devra lui fournir impérativement du fer, du sélénium, du zinc et du magnésium, dont les sources principales sont indiquées ci-après. Pour celles et ceux qui, pour une raison quelconque, présenteraient un déficit d'apport alimentaire et souhaiteraient se tourner vers les compléments nutritionnels, je préciserai chaque fois les apports quotidiens recommandés.

Retenez cependant deux choses importantes... D'une part, l'apport des micronutriments lorsqu'il peut se faire par le biais des aliments reste largement préférable aux compléments nutritionnels sur le plan du célèbre *bénéfice/risque*. D'autre part, je vous déconseille les complexes prêts à l'emploi car ils contiennent plusieurs composants dosés selon leur AJR (apport journalier recommandé) ou leur ANC (apport nutritionnel conseillé), ce qui revient au même. Or il est exceptionnel d'être carencé en tout ! Sauf bien sûr si l'on est gravement malade, anorexique, en état de famine ou que l'on a décidé d'effectuer une grève de la faim. Les déficiences étant en réalité plutôt assez rares sous nos latitudes, la prise d'une gélule polyvalente pourra créer des surdosages pour les nutriments dont on ne manquait pas initialement... Avec comme résultat, au mieux un gâchis financier, au pire des dégâts toxiques.

Les micronutritionnistes commenceront toujours par la recherche ciblée des éventuels déficits à l'aide d'une enquête nutritionnelle accompagnée éventuellement d'un bilan biologique. Les compensations se feront exclusivement sur les micronutriments en insuffisance et par le biais d'apports individualisés.

Le fer :

Ce n'est une surprise pour personne, mais le fer constitue probablement l'élément le plus indispensable d'entre tous. Ce métal intervient aux trois étapes fondamentales des hormones thyroïdiennes : fixation de l'iode sur la tyrosine, transformation de T4 en T3, activité intracellulaire de la T3. Par ailleurs, il constitue l'hémoglobine qui transporte l'oxygène aux tissus.

Au risque de faire hurler les plus végétariens d'entre vous, le fer héminique, d'origine animale, est quatre fois mieux absorbé que le non héminique, d'origine végétale. On en trouve surtout dans les abats (pour ceux qui aiment !), le boudin noir, les viandes rouges, les volailles et les produits de la mer (moules en particulier). En comparaison, les végétaux (légumineuses, légumes verts, épices dont cumin et thym, …) en contiennent assez peu.

L'assimilation du fer nécessite la présence de vitamines du groupe B (B9 et B12) et de vitamine C qui devront être prises simultanément. Évitez de boire du thé ou du café en cours de repas car ces chélateurs empêchent son absorption. Le dosage du fer se fait couramment et doit être associé à celui de la ferritine et de l'hémoglobine afin d'explorer une potentielle carence. Son AJR est de 9 mg/j pour les hommes, 16 mg pour les femmes passant à 30 mg si elles sont enceintes.

Le sélénium :

Antioxydant, anti-radicalaire, anti-infectieux, détoxifiant des métaux lourds, le sélénium jour un rôle capital au niveau thyroïdien en permettant une meilleure synthèse des hormones et en protégeant des maladies affectant cette glande. Les champions de cet oligo-élément sont les poissons et en premier lieu la lotte et le thon. On citera aussi dans la même catégorie les poissons gras (sardine, maquereau, hareng). Il est naturellement présent dans les crustacés, les coquillages (coquilles Saint-Jacques, moules) et certains fruits secs. Parmi ces derniers, soulignons l'apport important en sélénium fourni par les noix du Brésil dont deux fruits suffisent largement à couvrir les besoins quotidiens. Enfin n'oublions pas les œufs dont le jaune regorge de ce micro-nutriment. Attention : si le dosage du sélénium peut être effectué par prélèvement veineux simple, son analyse ne peut être réalisée que dans un laboratoire spécialisé, idéalement sur place ou en lui faisant éventuellement parvenir les tubes sanguins sous trois jours au maximum. Son apport quotidien conseillé se situe aux environs de 70 microgrammes et ne doit pas dépasser 400 µg/j.

Le zinc :

Les huitres, les poissons, les viandes et volailles, les coquillages et les céréales complètes sont riches en zinc, réputé comme régulateur du système hormonal et nerveux, anti-infectieux, anti-dégénérescence et cicatrisant. Le zinc favorise en particulier la synthèse des hormones thyroïdiennes et augmente la sensibilité de leurs récepteurs afin d'en améliorer les effets À noter l'intérêt des pépins de courges, riches en zinc et autres micronutriments, que l'on peut faire griller et déguster à l'apéritif ou en dessert. L'absorption du zinc est augmentée par les protéines. En revanche, les phytates (substances présentes dans les céréales et les légumineuses) la réduisent. Une alimentation riche en produits végétaux et pauvre en viande diminue donc sensiblement l'absorption de cet élément. Le dosage du zinc s'effectue de la même façon que celui du sélénium dans un laboratoire spécialisé. Son AJR habituel est de 10 mg que l'on poussera à 15 mg par jour en période épidémique… du genre Covid !

Le magnésium :
À la fois énergétique et déstressant, il est principalement présent dans les fruits secs et les céréales complètes. Il est parfois nécessaire de se supplémenter en magnésium à l'aide de compléments alimentaires. Certaines formes galéniques, comme le glycérophosphate de magnésium, sont mieux assimilées par l'organisme que d'autres. Le magnésium a besoin d'un cofacteur, la vitamine B6, pour être bien incorporé par l'organisme. Son ANC est de 360 mg/j chez la femme et 420 mg/j chez l'homme.

4) *Ne vous privez pas des vitamines indispensables*

Comme on vient de le voir, nos minéraux ont un besoin impératif de certaines vitamines pour pouvoir travailler, voire simplement être absorbés. Votre fonction thyroïdienne sera d'autant meilleure qu'elle bénéficiera d'un apport correct en en vitamine D, en certaines vitamines B et en vitamines antioxydantes.

La vitamine D :
Elle potentialise l'action du sélénium, favorise l'entrée de T3 dans les cellules et régularise le système immunitaire. Elle sera donc particulièrement intéressante dans les pathologies auto-immunes comme la maladie d'Hashimoto. La vitamine D, ou calciférol, a deux origines : l'alimentation et une production par la peau exposée aux rayons solaires. Les personnes qui vivent dans des régions peu ensoleillées ou qui

sortent peu doivent tout particulièrement veiller à leurs apports d'origine alimentaire.

Outre le foie de morue, les aliments les plus riches en vitamine D sont les poissons gras : hareng, maquereau, sardine, saumon. Viennent ensuite les abats (foie), les œufs, les fromages et le beurre. Il existe aussi quelques aliments enrichis en vitamine D comme certains laits, laitages, céréales de petit-déjeuner et huiles.

L'Autorité européenne de sécurité des aliments a fixé en 2016 une nouvelle valeur de référence pour les adultes à 15 µg (600 UI) par jour au lieu de 5 µg antérieurement. Pour atteindre cette dose, on recommande une supplémentation médicamenteuse systématique, même pour les adultes en bonne santé s'exposant raisonnablement au soleil et a fortiori pour les personnes âgées. On préconise en général de prendre une ampoule de 100.000 UI tous les trimestres sauf en été. Cette dose peut être modulée, au début, par le dosage sanguin du 25 hydroxy-cholécalciférol ou plus simplement de la Vitamine D3. Celui-ci pourra être pratiqué dans n'importe quel laboratoire, à la différence de tous les autres dosages vitaminiques qui nécessitent une analyse spécialisée. En présence d'une carence avérée, il faudra initier le traitement par une prise quotidienne de 2000 UI.

Attention ! S'agissant d'une vitamine liposoluble, elle doit être prise soit pure, le solvant étant huileux, soit avec un corps gras, et non pas diluée dans de l'eau ou du jus de fruit sous peine d'inefficacité totale. Voici un petit truc efficace : si vous mangez de temps en temps des sardines en boite à l'huile d'olive, aliment antiarthrosique par excellence et protecteur cardiovasculaire, n'hésitez pas à mélanger votre ampoule de vitamine D avec un peu du contenu huileux. Cela facilitera son absorption et renforcera votre système ostéoarticulaire.

Les vitamines B6, B9 et B12 :
Presque tous les aliments contiennent de la vitamine **B6**, mais les poissons gras (maquereau, saumon, thon), les abats (foie), les volailles, les viandes et les pommes de terre en sont particulièrement riches. Son AJR est de 1,4 mg et elle est le cofacteur indispensable du magnésium.

La vitamine **B9** est nécessaire, en synergie avec la vitamine C, à l'assimilation et au métabolisme du fer. Ses sources principales sont la levure de bière, les graines comme le maïs et le pois chiche, le foie… On en trouve aussi dans les légumes verts à grandes feuilles (épinards, chou, salades) mais ceux-ci étant « goitrogènes », on sera souvent amené à passer aux compléments nutritionnels. L'ANC vient d'être porté à 330 µg/j chez l'adulte. Sans oublier l'importance de sa supplémentation, pendant la grossesse, pour le développement neurologique de l'embryon.

Un déficit en vitamine **B12** est couramment constaté dans les pathologies thyroïdiennes. On la trouve surtout dans les produits d'origine animale : viande, laitages, œufs, poissons, coquillages. Son apport journalier recommandé est désormais de 4 µg.

Les vitamines antioxydantes :
Il s'agit des vitamines C et E, qui permettent de lutter contre la fatigue accompagnant l'hypothyroïdie.

La *vitamine C*, ou acide ascorbique, doit son nom à la maladie qu'elle prévient, à savoir le scorbut, une affection autrefois fréquente chez les marins qui n'avaient pas accès aux végétaux frais au cours de leurs longues expéditions. Elle figure au nombre des vitamines hydrosolubles. On va donc la trouver principalement dans les fruits et légumes frais, riches en eau, et tout particulièrement dans le cassis, le persil, le poivron, le kiwi, le litchi, la fraise, la papaye, … Son apport nutritionnel conseillé est de 110 mg/j pour les adultes et doit être augmenté chez les femmes enceintes ou allaitantes, les personnes âgées et les fumeurs.

À savoir : la vitamine C est sensible à l'oxydation et à la chaleur. Puisqu'elle est hydrosoluble, elle s'échappe dans les eaux de cuisson. Pour la préserver au mieux, il est important de conserver les aliments au frais et de les consommer le plus rapidement possible ; de peler, découper, râper ou presser les fruits et légumes juste avant de les consommer ; le cas échéant, de les cuire à peine le temps nécessaire, de préférence à la vapeur, et d'éviter de les réchauffer à plusieurs reprises.

Par ailleurs, la baie de l'acérola et la cranberry, fruit de la canneberge, sont extrêmement riches en vitamine C, et, pour cette raison, acidifient considérablement les urines, ce qui prévient et soigne avec efficacité les infections urinaires.

La *vitamine E* ou tocophérol est puissamment antioxydante. Ses apports journaliers recommandés sont de 12 mg par jour pour un adulte, mais ils peuvent augmenter selon l'activité et l'alimentation. On la trouve principalement dans les huiles végétales (tournesol, olive, arachide, colza, …), le germe de blé, les fruits oléagineux (noix, noisettes, amandes, …) et les céréales complètes. Elle est également présente, dans une moindre mesure, dans le foie, les œufs, le lait et le beurre et les poissons gras. Les sources riches en vitamine E le sont également en acides gras polyinsaturés.

5) Adoptez le régime méditerranéen

Également appelé « crétois », ce régime privilégie le poisson, la viande blanche, les légumes surtout verts, les fruits multicolores, les noix et graines, et obligatoirement l'huile d'olive, en tolérant un verre de vin par jour, voire deux les jours de fête, de préférence rouge et tannique car riche en resvératrol, un polyphénol très protecteur.

Ce régime, qui a fait ses preuves sur le plan scientifique, apporte les protéines indispensables et les bonnes graisses mono et polyinsaturées (oméga 3, oméga 6, oméga 9). Il limite les sucres rapides au fructose des fruits et regorge de vitamines, minéraux et micronutriments indispensables.

6) Mangez frais, multicolore, de saison et bio

Cela revient en fait à traquer et à préserver les antioxydants dans notre alimentation quotidienne. En effet, l'oxydation des tissus produit des radicaux libres particulièrement toxiques pour l'organisme car ils favorisent les maladies chroniques, comme celles de la thyroïde. Cependant, par une sorte d'antidote japonais à la maladie d'Hashimoto, on pourra s'inspirer du régime Okinawa. Appelé ainsi en référence à l'alimentation traditionnelle des habitants d'une petite île située au large du Japon et connue pour ses nombreux centenaires, il apporte deux fois plus d'antioxydants que le régime méditerranéen par le passage de 5 à 10 portions quotidiennes de fruits et légumes, notamment les baies, comme les mûres, les fruits rouges, en particulier les framboises, les légumes verts, dont l'artichaut, les oléagineux (noix de Grenoble et de pécan, noisettes) ainsi que certains épices et aromates tel l'origan, le curcuma, le gingembre. En revanche, faites preuve de prudence avec ce régime, car il est hypocalorique et plus restrictif dans son apport protéïque que le régime méditerranéen. En cas de trouble thyroïdien, il ne doit donc pas être suivi de façon aussi prolongée que son cousin méridional. Un bon équilibre sera, dans un mois par exemple, une semaine d'Okinawa pour trois de crétois.

Le café, le thé vert et de nombreuses tisanes fournissent des quantités non négligeables d'antioxydants, et rien n'empêche de consommer simultanément des raisins secs, des pruneaux ou du chocolat, tous riches antioxydants et autres micronutriments essentiels.

Chaque couleur apporte ses micronutriments. Par exemple, pour le rouge, lycopène et polyphénols ; pour le vert, lutéine et zéaxanthine ; pour le bleu et le violet, anthocyanes ; pour le jaune et l'orange, caroténoïdes ; pour le blanc et le gris, anthoxanthine.

Il faut enfin citer l'un des antioxydants les plus intéressants, la quercétine, un flavonoïde présent en quantité variable dans les fruits et légumes. Les aliments qui en contiennent le plus sont, de loin, les câpres et la livèche (180 mg pour 100 g d'aliments), mais assez peu utilisés en gastronomie. On citera également les fruits petits et rouges (fraises, framboises, cerises, myrtilles, raisins noirs) ainsi que les poivrons et l'oignon. Relevons aussi que la pomme est un fruit très riche en quercétine, surtout au niveau de sa peau, ce qui nécessite que le fruit soit bio.

7) *Buvez de l'eau en quantité suffisante*

On doit apporter à notre corps quotidiennement un litre et demi d'eau, voire deux litres en cas de forte chaleur ambiante. Une bonne partie de cette eau est fournie par l'alimentation, en particulier les fruits et légumes dont la teneur est conséquente à condition que la quantité ingérée soit suffisante. Cependant, retenez qu'il il n'y a aucun danger, bien au contraire, à boire plus qu'il n'en faut et même à boire sans soif, la sensation de soif étant déjà un signe de déshydratation.

Dans l'hypothyroïdie, la peau est sèche et l'eau tend à s'accumuler dans les tissus sous-cutanés, constituant ce qu'on appelle le myxœdème dans notre jargon et la « rétention d'eau » dans le langage populaire. Il existe une méthode bien connue des médecins thermalistes et des spécialistes en hydrologie médicale pour évacuer ces œdèmes. Elle consiste simplement à boire la quasi-totalité de l'apport hydrique entre le réveil matinal et 15h00 (les personnes en horaires décalés pourront transposer ces horaires dans leur propre rythme). Au-delà de 15h00, on restreint les boissons au minimum supportable et, par un mécanisme d'entrainement, les reins restitueront dans la journée à la fois l'eau absorbée et celle retenue dans les tissus.

Attention, cette façon de procéder n'est pas indiquée chez les femmes enceintes ou allaitantes, les personnes âgées et en cas de pathologie uro-néphrologique.

L'eau du robinet conviendra bien si sa composition est correctement surveillée, ce qui est en général le cas dans notre pays. S'il s'agit d'eau minérale en bouteille, il sera judicieux de se procurer des eaux différentes dans leur composition et d'alterner sur trois jours, une eau calcique, une eau magnésienne et une eau bicarbonatée gazeuse par exemple afin d'apporter, en plus de l'eau indispensable, les minéraux qui ne le sont pas moins.

8) *Pratiquez le jeûne intermittent*

Les bénéfices du jeûne ne sont plus à démontrer. Cependant, il n'est pas toujours facile de se priver d'alimentation plusieurs jours consécutifs, en se nourrissant uniquement « d'amour et d'eau fraîche ». Cela génère un sentiment de frustration, une impression de privation, voire des fringales ou des baisses d'activité au travail.

C'est pourquoi il est souvent plus judicieux de pratiquer un jeûne intermittent. Celui-ci consiste à intercaler des périodes de jeûne entre des phases où l'on mange. Au cours de ces périodes de jeûne, il est possible d'absorber du plasma marin isotonique de Quinton mélangé avec de l'eau naturelle.

Des études récentes confirment que le fait de limiter de temps en temps la prise alimentaire à huit heures par jour comme par exemple de 7H00 à 15H00 et de jeûner les 16 heures suivantes, englobant la nuit, est très bénéfique sur le plan du poids et de la santé métabolique. Par précaution, il est préférable que vous réserviez le jeûne intermittent aux jours de repos ou lorsque vous avez pris un copieux repas à midi, en jeûnant jusqu'au lendemain matin

Enfin, sachez que le jeûne reste déconseillé aux personnes diabétiques et/ou âgées. De toutes façons, la vigilance reste de mise et impose une surveillance médicale fréquente, surtout au début.

9) *Conservez une activité physique régulière*

Sans excès ni esprit de compétition, le sport est excellent pour la santé en général et pour le fonctionnement thyroïdien en particulier.

Les meilleures disciplines, en cas de pathologie de la thyroïde, sont la marche (ou le jogging tranquille), la natation et le cyclotourisme, au mieux en alternant ces différentes disciplines dans la semaine.

La bonne durée est de trois heures hebdomadaires, à raison si possible d'une demi-heure quotidienne, ou d'une heure tous les deux jours.

Les sports plus violents ou avec des épisodes d'apnée, sont moins intéressants et parfois dangereux sur le plan cardio-vasculaire.

La pratique sportive hors licence ou sans affiliation à un club ou à une fédération, nécessite un bon suivi médical et la reprise sportive après une période d'interruption, impose une consultation cardiologique assortie éventuellement d'une épreuve d'effort.

Si pour des raisons pratiques, vous devez renoncer à une surveillance médicale, je vous donne un petit truc de médecin du sport : ne dépassez jamais votre fréquence cardiaque maximale, en pulsations par minute, qui se calcule en retranchant son âge à 220 (si vous avez 40 ans, votre fréquence à ne pas dépasser sera de 220 − 40 = 180 pulsations par minute). L'idéal est de contrôler votre pouls en permanence au moyen d'un petit appareil mobile à porter à la ceinture ou d'une montre cardio et de réduire votre effort, voire de l'interrompre, si votre cœur tend à s'emballer.

10) Vivez dans la zénitude… si possible

Ce n'est un secret pour personne : il ne fait pas bon être stressé ! À côté du stress oxydatif lié à notre alimentation dénaturée et à notre environnement pollué, il existe le « stress » du langage courant, fait d'anxiété, de nervosisme, de contrariété voire de dépression.

Si l'on connaît bien les effets délétères du stress, on est souvent plus mal à l'aise pour le prendre en charge. Si vous jugez qu'une prise en charge psychothérapeutique reste délicate en pratique, qu'elle soit effectuée par des psychiatres souvent injoignables ou par des psychologues surchargé(e)s depuis que leurs séances sont remboursées, vous avez la possibilité d'apprendre une technique de relaxation, du genre training autogène par exemple, auprès d'un(e) relaxologue, voire de maîtriser l'autohypnose qui donne d'excellents résultats.

Si vous disposez de la proximité d'un club de yoga, n'hésitez pas à vous y inscrire.

Enfin sachez que la phytothérapie et l'homéopathie débordent de thérapeutiques dans cette indication : la première avec la valériane, l'aubépine, le tilleul, la menthe, la fleur d'oranger, la camomille ; la seconde avec gelsemium, pulsatilla, chamomilla entre autres, sans oublier le millepertuis, dont l'efficacité semble souvent supérieure à la plupart des antidépresseurs chimiques.

11) Faites appel aux médecines naturelles

Puisque je viens d'aborder l'intérêt de la phytothérapie et de l'homéopathie, je continue sur ma lancée. Je précise en premier lieu que je vous déconseille l'utilisation du terme « alternatives » pour qualifier les médecines différentes de l'allopathie. En effet, dans notre pays, seule l'allopathie, qui se base sur l'administration de médicaments contenant des substances actives aux effets opposés à ceux des pathologies rencontrées, est reconnue par les autorités de santé et enseignée en faculté de Médecine. Celles et ceux qui s'écartent du droit chemin sont traités de charlatans et immédiatement sanctionnés par l'Ordre des médecins.

Pour certains esprits obtus, choisir une méthode alternative signifie donc opter pour une voie différente, sortir des sentiers battus, ce qui interfère forcément avec le sérieux de la prise en charge. Trop de spécialistes ont tendance à observer d'un œil goguenard les adeptes des plantes et des petits granules, mais tolèrent cette déviance si elle ne vient qu'en complément de leurs médicaments chimiques. Comme certaines pratiques, non reconnues, peuvent constituer un soutien appréciable en pathologie endocrinienne, surtout en hypothyroïdie, je vous conseille donc de toujours parler de médecine « complémentaire » lorsque vous vous adressez à un allopathe pur et dur. Big Pharma n'est jamais très loin ! Et si vous êtes suivi(e) par un médecin à l'esprit ouvert, vous devez absolument le tenir informé de vos démarches parallèles pour éviter tout risque d'interaction.

En **phytothérapie**, plusieurs plantes ont fait la preuve de leur efficacité… mais aussi de leur toxicité. Par conséquent, et comme je préfère le répéter, ne dépassez pas trop les doses quotidiennes conseillées et jamais la limite formelle de trois fois les AJR. Les plantes n'ont rien d'anodin et certaines sont mêmes de véritables poisons végétaux. De plus, il sera nettement plus bénéfique pour votre bien-être de prendre un peu chaque jour que beaucoup quelquefois.

Si je vous établissais aujourd'hui une ordonnance, je débuterais évidemment ma prescription par l'**ashwagandha**, le ginseng indien qui, en augmentant la production d'hormone T4 et, en jouant sur le cortisol, donne aux gens asthéniques « la force du cheval », d'où son nom hindi. On utilise préférentiellement sa racine, riche en substances actives, lesquelles, en outre, induisent un effet déstressant. Vous pouvez prendre chaque jour 2 à 6 grammes de poudre mélangée par exemple à un yaourt ou une boisson tiède ou froide.

Je n'oublie pas son cousin, le ginseng de Sibérie, aussi appelé **éleuthérocoque**, dont on consomme les racines réduites en poudre. Mieux toléré que celui d'Asie, il sera indiqué comme stimulant physique et mental, mais c'est surtout un excellent adaptogène, c'est-à-dire qu'il augmente la capacité du corps à s'adapter au stress quel que soit son origine. Cette plante renforce également l'immunité et les défenses naturelles de l'organisme, comme le zinc et la vitamine D, ce qui peut servir dans les périodes épidémiques !

Le **guggul** n'a rien à voir avec le célèbre moteur de recherche. Originaire d'Inde, il est employé à des fins thérapeutiques depuis plus de 3000 ans, essentiellement pour traiter les infections buccales, les troubles digestifs, les maladies de la peau, l'arthrite, l'excès pondéral... mais aussi pour stimuler la thyroïde. Cette plante améliore l'assimilation de l'iode et permet une meilleure activité de cette glande en augmentant sa synthèse de l'hormone T4 et la conversion de T4 en T3. De plus le guggul permet de limiter l'oxydation des cellules du foie, le principal organe pour stocker l'hormone T4 et la convertir en T3.

Le **coleus forskohlii** appartient à la famille des labiacées. Il contient une molécule nommée *forskoline* qui agit en tant que brûleur de graisses et antidépresseur en stimulant la thyroïde pour produire et libérer les hormones T3 et T4. La posologie quotidienne est de 200 à 400 mg d'extrait standardisé de Coleus forskohlii titré à 10 % de forskoline. Dans la même famille, je citerai essentiellement la menthe, la lavande, le thym et le romarin que vous n'hésiterez pas à incorporer dans vos recettes culinaires ou prendrez sous forme de tisanes.

J'évoquerai enfin le **brahmi**, réputé en ayurvéda pour son action tonique et revitalisante.

Distillées à partir de plantes, les huiles essentielles sont de plus en plus utilisées dans de multiples indications. Au cours des deux dernières décennies, l'**aromathérapie** a réussi à franchir le mur d'enceinte de la forteresse hospitalière et les dernières réticences des mandarins les plus rigides. On utilise cette technique, soit en nébulisation par l'emploi d'un diffuseur, soit en application locale sur les organes à soigner. Attention : les huiles essentielles sont des extraits très concentrés. Pour un massage léger de la partie antérieure du cou, vous versez un peu d'huile végétale dans la paume de votre main et vous y ajoutez deux ou trois gouttes d'huile essentielle au maximum.

Parmi les plus efficaces en matière de thyroïde, je vous recommande surtout les distillats de giroflier, de menthe poivrée, de pin, de cannelle ou de myrte vert.

Par ailleurs, au cas où vous auriez décidé de persister à vous soigner par l'**homéopathie**, bien que l'industrie pharmaceutique ait obtenu son déremboursement avec la complicité des pouvoirs publics, je vous indique que certains produits sont réputés pour leur efficacité, toujours en cas d'hypothyroïdie.

Pour stimuler la sécrétion de l'hormone thyroïdienne, vous pouvez prendre *Iodum metallicum 4 CH* (3 granules tous les soirs) ou *Thyroidinum 4 CH* (3 granules aussi tous les soirs). Vous prendrez soit l'un soit l'autre, ou éventuellement vous les alternerez un soir sur deux.

Pour soulager les symptômes de l'hypothyroïdie, je vous conseille *Graphites 9 CH* indiqué surtout en cas de ralentissement général de toutes les fonctions, prise de poids ou frilosité, à raison de 3 granules tous les soirs jusqu'à amélioration. Ajoutez *Pulsatilla 7 CH* qui complète très utilement *Graphites*.

Je préconise aussi *Silicea 7 CH* en cas de frilosité extrême et de fatigabilité sévère et *Baryta carbonica 7 CH* si vous constatez une lenteur d'idéation, des difficultés de compréhension et/ou de mauvaise mémoire. La posologie reste identique pour tous les produits, à savoir 3 granules tous les soirs jusqu'à amélioration.

J'ajoute enfin *Thuya 9 CH* en cas d'empattement, d'aspect gras de la peau et des cheveux, de présence de verrues.

Il est possible de compléter ce traitement homéopathique de l'hypothyroïdie en prenant en alternance, une fois par jour, 50 gouttes dans un verre d'eau de *Sequoia Gigantea 1DH* et *Betula alba 1 DH*.

12) *Bichonnez votre microbiote*

La communauté scientifique prend de plus en plus conscience du rôle fondamental joué par notre intestin dans le fonctionnement global de notre organisme et dans le maintien de son bon équilibre physiologique que l'on nomme homéostasie. Le microbiote correspond à l'ensemble des micro-organismes dont les virus, les champignons et les bactéries, parmi lesquelles les très curieuses archées, peuplant certains organes en relation avec l'extérieur. Il s'agit bien sûr de la peau, la bouche, les voies respiratoires, le vagin et surtout l'intestin, lequel renferme des milliers de milliards de microbes avec lesquels nous vivons en symbiose, c'est-à-dire en bonne intelligence.

Le microbiote situé dans l'intestin grêle et le colon est connu depuis un siècle. On l'appelait auparavant flore intestinale mais on ignorait son rôle exact. On imaginait bien un intérêt dans la digestion des aliments par les mécanismes de fermentation pour les sucres et de putréfaction pour les protéines, mais leur étude s'avérait limitée du fait des difficultés à les cultiver en laboratoire. Alors pendant des décennies, on s'est contenté de faire distribuer aux patients, après des épisodes diarrhéiques ou des traitements antibiotiques, des tonnes d'ultra-levure, c'est-à-dire des bactéries mortes. Une stratégie parfaitement inutile qui n'avait aucune chance de reconstituer un quelconque capital microbien. Mais que nous continuions à appliquer par habitude à défaut de conviction. Un peu comme certaines prescriptions hormonales… Suivez mon regard !

La mise au point des techniques de séquençage haut débit du matériel génétique a donné un nouvel élan à cette recherche et il existe aujourd'hui un réel engouement scientifique pour décrire la nature des interactions hôte-microbiote, celles des micro-organismes entre eux, et leur incidence en matière de santé.

Ainsi, le rôle du microbiote intestinal est de mieux en mieux connu. Outre le domaine digestif, on sait désormais qu'il intervient dans les fonctions métaboliques, immunitaires et neurologiques. En conséquence, la dysbiose, c'est-à-dire l'altération qualitative et fonctionnelle de la flore intestinale, est une piste sérieuse pour comprendre l'origine de certaines maladies. Notamment celles sous-tendues par des mécanismes inflammatoires et/ou auto-immuns, comme Hashimoto et Basedow dont l'incidence augmente de façon exponentielle surtout avec les déviances inadmissibles de l'industrie agroalimentaire.

Ainsi l'euthyroïdie passe par l'eubiose ! La normalisation de la fonction thyroïdienne requiert le rétablissement préalable de la flore intestinale. Alors comment y arriver ? En agissant aux trois étapes du microbiote : probiotiques, prébiotiques, postbiotiques…

Le terme de **probiotiques** désigne les microbes, essentiellement les lactobacilles et les bifidobactéries dont je vous épargnerai les noms latins. Comme je l'ai déjà écrit, avant de vous tourner vers des solutions de synthèse proposées en pharmacie, sachez qu'il existe des sources naturelles, préférables et faciles à intégrer dans votre alimentation.

Je vous suggère en premier lieu les **yaourts** au lait cru auxquels on aura ajouté des cultures vivantes de bactéries, sans sucre ; les **fromages** également au lait cru, non pasteurisés tels que le gruyère, le gouda, le cheddar, les fromages locaux, de préférence mûris et vieillis pour favoriser la production de probiotiques naturels ; le **kéfir**, une boisson fermentée, particulièrement populaire en Asie qui contient un mélange de lait de chèvre avec des grains de kéfir fermentés ; le **kombucha**, une boisson sucrée et pétillante, au goût légèrement acide, qui se confectionne à partir de thé riche en caféine, de sucre de canne, de levure mère et de bactéries acétiques.

Vous trouverez probablement, dans vos lectures, d'autres aliments fermentés très intéressants pour leur apport en probiotiques mais que je vous déconseille sauf en usage limité en raison de possibles effets secondaires indésirables. Il s'agit de la choucroute et du kimchi, tous deux à base de chou et donc goitrogènes ; du miso, pâte fermentée utilisée dans la cuisine japonaise qui provient de la fermentation de l'orge, irritant pour la muqueuse intestinale ; le tempeh venu d'Indonésie et réalisé avec du soja fermenté, qui contient des phyto-œstrogènes.

Les **prébiotiques** jouent le rôle de l'intendance qui ravitaille et équipe les bactéries intestinales pour qu'elles travaillent correctement. Ils appartiennent à la grande famille des fibres alimentaires, lesquelles sont de deux sortes : d'une part la lignine, synthétisée par les végétaux à partir de la phénylalanine qui sert aussi à fabriquer la tyrosine ; d'autre part des sucres, les prébiotiques.

La lignine est l'un des principaux composants du bois. Elle transite d'un bout à l'autre du tube digestif sans être absorbée, avant son évacuation dans les selles d'où son rôle capital, associée à l'eau, dans le transit intestinal. De plus, sa présence dans le tube digestif freine l'absorption du sucre et de la graisse, ce qui lui confère un intérêt majeur dans le contrôle du diabète et de l'excès de cholestérol. On la trouve dans les fruits et légumes qui doivent être consommés au cours de chacun des repas, non pressés, si possible non moulinés et de préférence crus afin d'en retirer un maximum de bénéfices.

Les véritables prébiotiques constituent l'autre catégorie de fibres alimentaires. Il s'agit de sucres spéciaux car ils ne sont ni digérés, ni absorbés dans l'intestin, ce qui leur permet d'arriver intacts dans le colon et de nourrir les probiotiques. En outre, et à la différence de la lignine, ils sont fermentescibles ce qui signifie que, comme tous les sucres, ils sont susceptibles… de fermenter. Ils sont donc bénéfiques pour la santé en stimulant la croissance et l'activité du microbiote intestinal. Les oligosaccharides, comme l'inuline, les fructo-oligosaccharides et les galacto-oligosaccharides, sont les prébiotiques les mieux étudiés. Nous autres, micronutritionnistes, recommandons de privilégier quatre aliments ou groupes d'aliments.

D'abord les aliments contenant de l'**amidon résistant**, c'est-à-dire peu ou pas absorbé au niveau de l'intestin grêle. C'est le cas de certains féculents comme les lentilles ou les haricots blancs. D'autres tels que les pâtes, les pommes de terre ou le riz doivent impérativement être peu cuits et mangés froids, donc en salades, car une fois refroidi, l'amidon change de texture. Il n'est alors plus absorbé et sert aux probiotiques à fabriquer le butyrate.

Le second groupe concerne les fruits riches en **pectine** permettant la production d'acétate, dont la pomme, la poire, la pêche ou l'abricot. On trouve également des fibres solubles dans le pamplemousse, la fraise, la carotte, l'aubergine, la courgette et la patate douce. Ces fruits et légumes sont à privilégier en cas d'intestin irritable.

Les asperges, les oignons, les salsifis et les poireaux constituent le troisième groupe. Ces légumes apportent quantité de **fibres insolubles**, qu'on appelle des fructo-oligosaccharides ou FOS, et qui nourrissent les bonnes bactéries productrices de butyrate. L'artichaut, l'ail et le topinambour en regorgent aussi.

On sait que le **beurre**, notre quatrième aliment, représente une mine de nutriments bienfaiteurs avec les vitamines A et E, le calcium et l'acide linoléique, un acide gras anti-inflammatoire. Mais il faut savoir qu'il figure avec le parmesan, au nombre restreint des aliments naturellement riches en butyrate, capital pour notre santé, comme vous allez pouvoir le constater ci-après.

Lorsque nos bonnes bactéries probiotiques fermentent les fibres non digestibles dites prébiotiques, elles sécrètent des composés spécifiques qui exercent leurs bienfaits sur l'organisme. Ces produits actifs sont appelés des **postbiotiques**. Nombre d'entre eux sont des acides gras à courte chaîne (AGCC) qui agissent localement au niveau de l'intestin, mais aussi à distance sur d'autres organes.

Les scientifiques et les micronutritionnistes ont commencé à bien décrypter les mécanismes d'action de ces postbiotiques. L'un des AGCC le plus étudié est le **butyrate**. Il possède des pouvoirs très puissants sur l'intestin. En effet, il régularise le transit en favorisant la motricité du tube digestif tout en réduisant les épisodes diarrhéiques. Il rééquilibre les microbiotes malmenés, ce qu'on appelle la dysbiose. Il soulage ainsi le côlon irritable et les pathologies inflammatoires chroniques de l'intestin, comme la maladie de Crohn.

Mais surtout le butyrate renforce l'imperméabilité intestinale, ce qui réduit le passage des toxines, des polluants et des mauvaises bactéries dans la circulation sanguine, à l'origine de l'actuelle augmentation exponentielle des maladies auto-immunes au premier rang desquelles, en termes de fréquence, on retrouve les thyroïdites.

Par ailleurs, on attribue au butyrate, éventuellement associé à d'autres AGCC comme l'**acétate** ou le **propionate**, beaucoup d'autres bienfaits sur l'organisme que je ne ferai qu'évoquer ici, d'abord parce que les études très prometteuses ne sont pas achevées, et ensuite parce que cela surchargerait ce topo centré sur la thyroïde : régulation de l'absorption intestinale des sucres et des graisses, d'où un effet protecteur contre le diabète et l'excès de cholestérol ; production d'hormones intestinales qui envoient des signaux au cerveau et au tissu adipeux permettant d'actionner la sensation de satiété et la libération de triglycérides par les adipocytes, d'où un meilleur contrôle du poids ; modulation du système immunitaire agissant aussi bien pour une meilleure résistance aux infections que pour une atténuation des allergies alimentaires. Enfin de nouveaux espoirs viennent de voir le jour avec l'utilisation des AGCC comme traitement d'appoint complémentaire contre les cancers, l'ostéoporose ou le vieillissement cérébral. En un mot : la panacée !

13) *Étanchéifiez votre intestin*

Les thyroïdites, comme les autres maladies auto-immunes et la plupart des pathologies chroniques sont en relation avec notre intestin qui joue un rôle primordial dans notre santé. C'est une vérité qui a longtemps échappé à la sagacité des médecins et des scientifiques, lesquels ont laissé l'industrie agroalimentaire détériorer gravement tous les tubes digestifs des pays développés.

Si la peau constitue une barrière externe complètement étanche à notre environnement, le tube digestif doit, de son côté, faire transiter les aliments à travers notre corps de la bouche à l'anus. Il a pour rôle primordial de prélever dans la nourriture en transit les nutriments indispensables à notre existence. D'une part les macronutriments, sucres, graisses et protéines, sources d'énergie et constitutifs de notre structure corporelle. Il s'agit de grosses molécules qui nécessitent d'être découpées par des enzymes en molécules plus petites pour parvenir à passer dans le sang à travers la paroi intestinale. D'autre part, les micronutriments qui n'apportent aucune calorie mais sont si précieux pour notre organisme.

La paroi intestinale a l'épaisseur et le rôle d'un filtre à café… en plus intelligent. Elle laisse passer les nutriments utiles et empêche la pénétration de micro-organismes pathogènes, de grosses molécules et de composés toxiques. Elle est constituée d'une seule couche de cellules, les entérocytes, accolés les uns aux autres par des jonctions dites « serrées » parce que justement elles le sont ! Cela leur permet de ne pas laisser passer n'importe quoi…

Or, lorsque la muqueuse intestinale est lésée ou irritée, les jonctions se distendent et la porosité intestinale s'installe. L'intestin devient une véritable « passoire ». Il présente ce que les anglosaxons qualifient de façon imagée de *Leaky Gut*, ce qui signifie « intestin qui fuit » et que nous appelons syndrome d'hyperperméabilité intestinale. Ainsi, la maladie d'Hashimoto, et d'une façon générale l'ensemble des maladies auto-immunes, peuvent être en partie causées par une telle perte d'étanchéité de la muqueuse entérique.

L'hyperperméabilité intestinale peut débuter dès la naissance avec une mauvaise mise en route de la flore intestinale due à un accouchement par césarienne ou à un allaitement artificiel. Mais c'est surtout plus tard que les médicaments, en particulier les antibiotiques et les anti-inflammatoires, l'alimentation industrialisée, le stress chronique, vont détruire les jonctions serrées de l'intestin.

La muqueuse progressivement fragilisée va laisser passer des substances indésirables, provoquant une perturbation du système immunitaire et une libération d'anticorps. Si bien que chaque fois que l'on mangera certains aliments, le système immunitaire les attaquera à nouveau, de façon de plus en plus violente, exactement comme dans cette hypersensibilisation qu'on appelle communément allergie. Si, par malheur, certaines cellules de notre corps ont un air de famille avec l'aliment attaqué, nos anticorps, qui comme chacun sait, ne sont pas très physionomistes, vont attaquer nos propres organes, provoquant ce qu'on dénomme une maladie auto-immune.

Or, la plupart des cas d'hypothyroïdie spontanée répondent de ce mécanisme. Ainsi, la forme la plus commune d'hypothyroïdie auto-immune, la thyroïdite d'Hashimoto, se caractérise par la présence d'un taux élevé d'anticorps anti-thyroïdiens (du type anti-TPO). Et curieusement, on a également retrouvé chez beaucoup de ces patients, des taux significativement élevés d'anticorps… anti-gluten !

Comment expliquer cette coïncidence ? Probablement à cause de la ressemblance trompeuse entre les protéines du gluten (gliadine et gluténine), et celles des tissus thyroïdiens.

De fait, un **régime sans gluten** améliore sensiblement l'état de santé des patients porteurs de maladies auto-immunes, et singulièrement l'hypothyroïdie d'Hashimoto.

Parallèlement, et pour les mêmes raisons, le lait de vache favorise aussi les maladies auto-immunes, pas seulement par son sucre, le lactose, parfois responsable d'intolérance intestinale, mais surtout par sa principale protéine, la caséine, qui tend à aggraver l'hyperperméabilité et à titiller le système immunitaire.

Il existe des analyses biologiques permettant de dépister les principales intolérances et allergies alimentaires. Mais la méthode la plus simple, pratiquée depuis la nuit des temps, reste celle de l'éviction. Pendant un mois, excluez de votre nutrition les aliments contenant du gluten. Si votre état clinique s'améliore de façon notable, bingo ! Poursuivez vos efforts, au moins pendant un ou deux ans, voire plus si affinité. Si vous constatez un mieux mais encore insuffisant, complétez votre régime en bannissant également les protéines de lait de vache.

14) Détoxifiez votre foie

La désiodation de la T4 en T3 active s'effectue dans tous les tissus-cibles mais prioritairement au niveau du foie. Celui-ci forme avec les reins l'un des principaux émonctoires du corps. Ces organes sont chargés essentiellement du traitement des déchets organiques et de leur évacuation… mais pas seulement ! Ils filtrent le sang en permanence et éliminent les toxiques comme les pesticides et autres insecticides dont l'industrie agroalimentaires nous abreuve, les médicaments dont les firmes pharmaceutiques nous gavent et les multiples polluants qui inondent nos cellules. C'est dire si la désiodation implique, pour être efficient, une fonction hépatique correcte. Ce qui nécessite que vous effectuiez de temps à autre un bon nettoyage viscéral.

À quel rythme ? Cela dépend évidemment de votre degré d'intoxication. Je vous conseille de faire en moyenne une cure de détoxification sur une journée par semaine, de préférence au lendemain d'un gros repas, du genre trop gras, trop salé, trop sucré et parfois… trop arrosé. En effet, nul n'ignore que l'alcool est l'ennemi juré du foie !

Le principe est simplissime. Il s'agit tout simplement d'un drainage utilisant de grandes quantités d'eau sous forme de jus frais et de tisanes chaudes à consommer tout au long de la journée. Les jus les plus plébiscités sont ceux à base de carottes, de pommes ou de citron, éventuellement mélangés. Le jus de pamplemousse, réputé pour son efficacité, ne doit pas être pris avec certains médicaments dont il aggrave les effets indésirables, telles les statines contre le cholestérol, tels certains produits à visée cardiaque comme les inhibiteurs calciques et tels les immunosuppresseurs.

Vous y associerez des boissons chaudes sous forme d'infusions ou de décoctions. Pensez à l'artichaut, le meilleur ami de votre foie et de vos reins. Ne négligez pas les tisanes à base de thym, de gingembre ou de chardon-marie. Pour le diner, préparez un bouillon de légumes en faisant cuire à feu doux pendant une vingtaine de minutes, 3 poireaux entiers, 2 carottes, 2 petits navets, 1 branche de céleri, 1 oignon, 1 gousse d'ail et 1 bouquet garni.

Vous préfèrerez bien sûr les produits issus de l'agriculture biologique que vous préparerez de façon artisanale. Rien n'interdit de cumuler le même jour un jeûne, en respectant les précautions d'emploi indiquées précédemment, et une détox, le tout correspondant à ce qu'on appelait dans le temps une diète hydrique.

Vous pouvez utiliser le plasma de Quinton, qui n'est ni plus ni moins que de l'eau de mer purifiée. Je vous recommande, pour vos cures de détoxification, le sérum isotonique qui est tout-à-fait analogue à notre plasma originel, ce liquide physiologique qui a baigné nos cellules depuis leur création. Je vous suggère par contre d'utiliser la formule hypertonique plutôt en lavage de nez pour éliminer germes et impuretés, ou par voie orale pour son action laxative en raison de sa forte concentration en magnésium.

15) Chassez les métaux lourds et l'aluminium

Si, comme nous l'avons constaté, certains minéraux sont indispensables, en quantité infinitésimale, au bon fonctionnement de notre organisme, la plupart des métaux lourds ne servent absolument à rien. Pire, ils sont toxiques et induisent des pathologies souvent graves, à type de cancers et de maladies neuro-dégénératives ou auto-immunes.

L'impact des métaux lourds dans notre environnement et notre alimentation est examiné à peu près tous les sept ans. La dernière étude en date, dénommée *Esteban* pour « Étude de SanTé sur l'Environnement, la Biosurveillance, l'Activité physique et la Nutrition », vient d'être rendue publique en juillet 2021. La collecte des données a été réalisée entre avril 2014 et mars 2016 auprès d'une population âgée de 6 à 74 ans vivant en France métropolitaine.

Ses résultats sont alarmants. L'étude relève la présence d'une trentaine de « métaux retenus en raison de leurs effets sanitaires (cancérogènes, osseux, cardio-vasculaires, neurotoxiques…) ». Sans entrer dans les détails consultables sur internet, il en ressort globalement la présence de métaux lourds chez toutes les personnes observées, sans exception, certains tels que l'arsenic, le mercure et le cadmium atteignant des niveaux parfois supérieurs aux recommandations des autorités sanitaires, la Haute Autorité de Santé notamment... D'ailleurs, il apparait clairement que dans notre merveilleux pays, tous les niveaux mesurés sont supérieurs à ceux constatés dans les autres pays d'Europe et en Amérique du Nord, sauf pour le nickel et le cuivre !

Selon les experts, la présence de ces métaux dans le corps humain serait probablement liée à une forte consommation de poissons d'élevage et de produits de la mer cultivés (arsenic, mercure, chrome, cadmium) ainsi que l'excès de céréales au petit-déjeuner (cuivre). Sont aussi incriminés le tabagisme actif ou passif (cadmium et cuivre), les implants médicaux (chrome) et les plombages dentaires (mercure). Je rappelle, pour l'anecdote, que le nouveau Levothyrox® contient des métaux lourds, ce qui n'était pas le cas de l'ancienne formule !

J'ajouterais enfin que chaque médaille a son revers. Ainsi, les légumes issus de l'agriculture biologique sont chargés en cuivre et les métalloïdes fort utiles sur le plan physiologique peuvent avoir eux aussi leur visage des mauvais jours. Je citerai le fer qui devient un poison s'il se trouve en excès dans notre corps ou sous sa forme oxydée ; le sélénium qui acquiert une neurotoxicité et induit des paralysies si l'on dépasse un apport quotidien de 400 µg ; le chrome catalyseur de nombreuses réactions biochimiques et soutien sans faille de l'insuline dans le diabète, mais qui provoque des ulcères voire des cancers selon sa configuration chimique.

Au risque d'insister lourdement, tout cela doit vous inciter vigoureusement à vous faire suivre par un professionnel compétent en la matière, surtout si vous êtes adepte de la supplémentation et des pilules « magiques ».

Reste le délicat problème de l'aluminium. Je ne ferai que l'évoquer ici car j'y consacrerai un chapitre fort instructif dans le tome 2 de mes confidences de médecin de terrain, lequel sera dédié aux vaccins. On retrouve ce métal partout dans nos produits de consommation avec la plus imbécile des justifications, à savoir que, comme l'aluminium est partout, cela signifie qu'on peut très bien continuer à vivre avec lui jusqu'à notre mort ! Et même au-delà puisque, dans certaines circonstances, il n'est pas rare d'enterrer les corps enveloppés dans un linceul en aluminium histoire d'être accompagné par ce métal jusqu'au bout du Grand Voyage.

Les trois principaux dangers de l'aluminium ont maintenant été complètement démontrés par de multiples études mises en ligne au cours des dernières années. Il s'agit des maladies neurodégénératives du type Alzheimer et Parkinson, des cancers dont singulièrement celui du sein et de l'infertilité masculine. Il en est un autre que les pouvoirs publics persistent obstinément à occulter : l'agression de la barrière intestinale entrainant son hyperperméabilité.

Alors comment chasser cet aluminium qui nous empoisonne en toute légalité et que l'on retrouve dans la plupart de nos aliments ? Sans compter l'eau de boisson fortement concentrée en sulfate d'aluminium qui coule dans les canalisations publiques de quelques régions.

Évitez de commettre de graves erreurs comme d'utiliser des ustensiles en alu, en particulier usagés et abimés. Bannissez le jus de citron dans les papillotes de poisson, ce qui produit du citrate d'aluminium très dangereux. Écartez les additifs en « E » quelque chose.

Et n'oubliez pas de faire vos prières du soir, on ne sait jamais…

Le mot de la fin...

Pour clôturer cet opuscule, premier d'une série de petits livres écrits dans le même esprit et dont je reconnais volontiers qu'il bouscule probablement quelques certitudes, je ferai une petite synthèse résumant les points les plus importants.

D'abord, si vous vous sentez bien, ne laissez personne doser abusivement votre TSH qui, en général, ne sert qu'à vous mettre définitivement sous traitement médicamenteux...

Ne faites pas confiance à celles et ceux qui ne vous disent pas tout ou vous mentent carrément. Non, le dosage de la TSH ne doit pas être effectué régulièrement de manière systématique. Non, la lévothyroxine ne représente pas une substitution hormonale obligatoire de la femme ménopausée. Non, on n'enlève pas cette glande indispensable dès qu'elle a les boules. Non, le Levothyrox® n'équivaut pas à une supplémentation en iode chez les femmes enceintes...

Si vous avez des symptômes ayant amené votre médecin préféré à bilanter votre thyroïde, ne vous laissez pas embarquer dans un traitement lourd et prolongé sans prendre deux autres avis, dont celui d'un(e) micronutritionniste titulaire d'un diplôme interuniversitaire. La thyroïde est une glande délicate et susceptible. Un battement d'aile de cette glande-papillon peut créer le chaos dans tout l'organisme. Il serait donc parfaitement déraisonnable de ne pas se faire suivre par un professionnel de santé compétent, à l'écoute, bien informé et ouvert aux médecines complémentaires.

Préservez votre thyroïde comme la prunelle de vos yeux tant que cela est possible, au moins partiellement, en sachant qu'à part certaines formes rarissimes de cancer thyroïdien, vous aurez toujours largement le temps de la réflexion avant une destruction ou une ablation forcément irrémédiable.

Souvenez-vous que neuf prescriptions sur dix de *lévothyroxine* sont, au départ, injustifiées… et malheureusement presque toujours définitives, car, comme le savent pertinemment les médecins prescripteurs, « Lévo un jour, Lévo toujours ».

Cependant, si malgré tous vos efforts, vous vous retrouvez un jour sous lévothyroxine, ou que vous y êtes déjà, ne vous désespérez pas ! On peut vivre très bien en avalant chaque soir, avant de se coucher, un comprimé ou quelques gouttes d'hormone thyroïdienne, à condition de respecter un minimum de petites règles, assez basiques sur le plan hygiéno-diététique.

Dites-vous bien que s'il vous reste au moins une partie de lobe non détruite par les traitements ou la maladie, il est possible qu'elle refonctionne suffisamment pour abaisser la posologie de votre médicament ou même, pourquoi pas, l'arrêter complètement. Comme disait très justement le grand Brel, *on a vu parfois rejaillir le feu d'un ancien volcan qu'on croyait trop vieux.*

Enfin suivez à la lettre mes 15 principes Santé et Bien-être, lesquels, dans tous les cas de figure, vous permettront de vivre en paix avec votre métabolisme thyroïdien, et au-delà, de retrouver un esprit sain dans un corps sain.

Naturellement…